中国壮医药文库

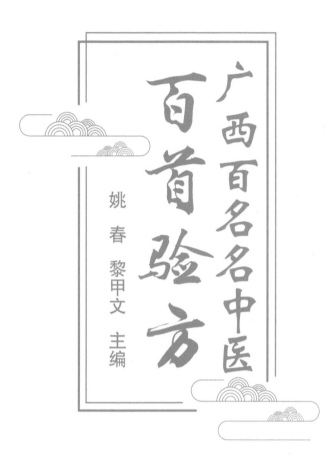

广西百名名中医

百首验方

姚　春　黎甲文　主编

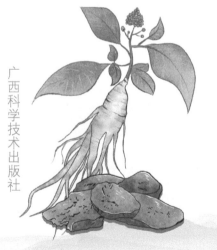

广西科学技术出版社

U0397120

图书在版编目（CIP）数据

广西百名名中医百首验方 / 姚春，黎甲文主编 . —南宁：广西科学技术出版社，2021.11（2023.11 重印）

ISBN 978-7-5551-1709-4

Ⅰ . ①广… Ⅱ . ①姚… ②黎… Ⅲ . ①验方－汇编 Ⅳ . ① R289.5

中国版本图书馆 CIP 数据核字（2021）第 222109 号

GUANGXI BAIMING MINGZHONGYI BAISHOU YANFANG

## 广西百名名中医百首验方

主　编　姚春　黎甲文

责任编辑：黎志海　吴桐林　　　　　　装帧设计：梁　良
责任校对：吴书丽　　　　　　　　　　责任印制：韦文印

出 版 人：卢培钊　　　　　　　　　　出版发行：广西科学技术出版社
社　　址：广西南宁市东葛路 66 号　　邮政编码：530023
网　　址：http://www.gxkjs.com

经　　销：全国各地新华书店
印　　刷：北京虎彩文化传播有限公司

开　　本：787mm×1092mm　　1/16
字　　数：223 千字　　　　　　　　　印　　张：15.5
版　　次：2021 年 11 月第 1 版
印　　次：2023 年 11 月第 3 次印刷
书　　号：ISBN 978-7-5551-1709-4
定　　价：68.00 元

## 《广西百名名中医百首验方》
## 编委名单

**主　编:** 姚　春　黎甲文

**副主编:** 庞宇舟　何并文　吴琪俊　冷　静　戴　铭

张玉军　范　春

**编　委:** 潘　霜　张小磊　林　辰　唐红珍　谢　胜

唐友明　岳桂华　卢健棋　陈　锋　黄国东

莫雪妮　肖　健　杨艳光　徐方明　蓝开宝

夏　天　杨　删　李凤珍　王　强　王凯华

李志权　李若涵　李龙春　罗继红　朱永苹

叶慧恒　于　舟　刘　强　陈明伟　汤敏华

熊　瑜　朱寿华　弓艳玲　章培愉　吴培斌

邓延秋　林　静　杨小徽　张广发　黄良江

王　萌　姚　凡

# 版权声明

本书所收录的国医大师、名中医的照片、简介、验方、医案等，版权均属于国医大师、名中医本人及广西中医药大学、《广西中医药》杂志，侵权必究！

本书所收录的处方必须在中医师的指导下使用！

# 前　言

广西于 2003 年、2008 年和 2018 年开展了 3 批名老中医和名中医评选工作，共选出 196 位广西名老中医和名中医，并于 2012 年授予班秀文、黄汉儒等 22 位全国老中医药专家学术经验继承工作指导老师为桂派中医大师，追授林沛湘等 6 位已故第一批全国老中医药专家学术经验继承工作指导老师为桂派中医大师。

为进一步贯彻落实自治区《关于加快中医药民族医药发展的决定》和《广西壮族自治区发展中医药壮医药条例》等文件精神，加强广西中医药人才队伍建设，营造名医辈出的良好氛围，激励广大中医药工作者为人民群众提供更加优质的中医药医疗保健服务。受广西壮族自治区中医药管理局委托，我们启动了《广西百名名中医百首验方》编辑工作，经过 4 个多月的努力，如期完成书籍的编撰。衷心感谢国医大师和各位名中医对我们征稿工作的支持，感谢全体编辑和工作人员的辛勤付出！名医验方将陆续在《广西中医药》杂志发表。为便于检索，本书中各位名中医按姓氏音序排列，特此说明。

各位名中医理论造诣深厚，学术成就卓越，学术思想和技术经验独到，在广西及行业内有重大的影响。我们要以他们为榜样，坚定信念，修德敬业，传承创新，发挥中医药特色优势，为健康广西建设，为造福人类健康作出新的更大贡献。

广西中医药大学

# ◆ 目 录 ◆

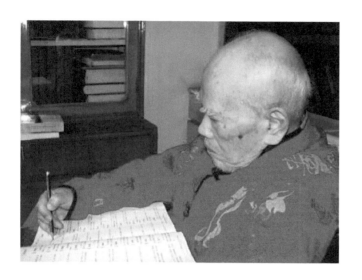

班秀文

**国医大师**
**全国老中医药专家学术经验继承工作指导老师**

　　班秀文（1919—2014），主任医师，广西中医学院教授，广西首批硕士研究生导师，首届国医大师，首批全国老中医药专家学术经验继承工作指导老师，全国名老中医药专家，中华中医药学会终身理事，享受国务院政府特殊津贴专家。曾任全国中医妇科专业委员会委员、中华医史学会理事、广西壮族自治区科学技术协会常委、广西中医药学会副会长、广西中医妇科委员会主任委员、《广西中医药》主编、澳大利亚自然疗法学院客座教授、广西壮族自治区政协委员、第六届全国人大代表及广西中医学院（现广西中医药大学）中医各家学说教研室主任、壮医研究室主任。1989年被授予"全国优秀教师"称号。擅长治疗妇科、内科、儿科疑难杂病，对中医经典著作和历代名家学术思想颇有研究，对中医妇科造诣尤深。著有《班秀文妇科医论医案选》《妇科奇难病论治》《班秀文临床经验辑要》等学术专著；主编《中医药基础理论》《妇科讲义》《中医妇科发展史》等教材；在国内外发表有影响力的学术论文70多篇，其中《六经辨证在妇科病的应用》受到国内外中医学者的重视，被日本东洋学术出版社摘要出版。

## 名医验方

【方名】养血调经汤。

【组方】鸡血藤 20 g，丹参 15 g，当归 10 g，川芎 6 g，白芍 10 g，熟地 15 g，川断 10 g，益母草 10 g，炙甘草 6 g。

【功效】补肝肾、养血调经。

【主治】用于肝肾不足、血虚所致的月经病证。

【方解】本方由《医学心悟》之益母胜金丹化裁而来。益母胜金丹为肝、脾、肾并治之方，但偏于补益肝脾。基于肾藏精，经源于肾，肝藏血，精血互化，肝肾同源的理论，并受唐宗海"血证之补法……当补脾者十之三四，当补肾者十之五六"思想的启迪，用鸡血藤补血活血，"一味丹参，功同四物"，活血化瘀之力较为平稳，为治虚而瘀者的良药；当归、川芎、白芍、熟地补益肝肾、养血调经；川断补肝肾、行血脉；益母草能化瘀、能止血；炙甘草补脾益气、调和诸药。诸药合用，有补肝肾、益阴血、调月经的功效。

【加减】以肾虚为主者加川杜仲、桑寄生，以加强补肾之力；阴虚内热者去川芎之辛温香燥，熟地改为生地，加地骨皮、知母；阴道出血量多者去川芎之辛香行散，加用仙鹤草、血余炭等收敛止血。

## 验方医案

张某，女，28 岁，1993 年 8 月 18 日初诊。患者 14 岁月经初潮，平素月经规律，经行偶有腰腹酸痛感，1 年来月经延后 10 多天，甚或 3 个月一行，经量偏少，色淡无块，5 天干净。平素带下一般，偶有腰酸、失眠，纳、便一般。舌淡红，苔薄白，脉细。辨证为肝肾不足，冲任失养。治宜补肝肾、养血调经。以养血调经汤加味。处方：鸡血藤 20 g，丹参 15 g，当归 10 g，川芎 6 g，熟地 15 g，川断 10 g，茺蔚子 10 g，夜交藤 20 g，炙甘草 6 g。10 剂，每天 1 剂，水煎服，分 2 次温服。

守方加减服用 10 多剂后，经行规则，随访半年，月事正常。

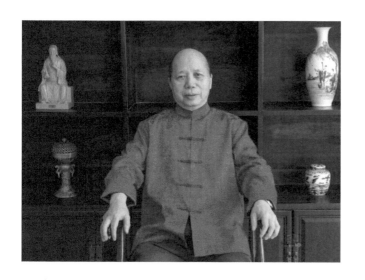

国医大师
桂派中医大师
广西名老中医

　　韦贵康，主任医师，广西中医药大学终身教授，博士生导师，国医大师，桂派中医大师，广西名老中医，中国中医科学院学部委员，享受国务院政府特殊津贴专家。曾任广西中医学院第二附属医院（现广西中医药大学附属瑞康医院）院长、广西中医骨伤科研究所所长、广西中医学院（现广西中医药大学）院长，广西壮族自治区政协常委、医药卫生委员会主任，广西壮族自治区科学技术协会副主席，中华中医药学会骨伤科分会副会长，世界手法医学联合会主席，世界手法医学联盟主席，世界中医骨科联合会资深主席，全国高等中医院校骨伤科研究会资深会长，世界中医药学会联合会骨伤科专业委员会副主委，国家中医药管理局中医药科技进步奖终评委员会委员，国家自然科学基金科研项目评审专家。发表论文160多篇，获国家专利3项、省部级科技成果奖6项，主编著作16部；持有"脊柱损伤性疾病与骨伤手法治疗"等多项科研成果与技术；荣获1991年全国五一劳动奖章、"全国优秀教育工作者"称号。

【方名】痛安汤。

【组方】丹参18 g，两面针12 g，白芍12 g，煅龙骨15 g，三七9 g，降香9 g，炙甘草5 g。

【功效】活血散瘀、行气止痛。

【主治】脊柱与四肢病损伤如骨折、腰椎间盘突出症、急性腰扭伤、骨折后遗症、颈椎病等所致气滞血瘀引起的疼痛。

【方解】方中丹参味苦、微辛，性微寒，归心、肝经，专入血分，具有活血祛瘀、除烦安神、消肿止痛的功效。三七味甘、微苦，性温，归肺、心、肝、大肠经，入血分，可散可收，具有祛瘀止血、消肿定痛的功效，既能止血，又能活血散瘀，为主血良药，古称"南人军中金疮要药"。降香味辛，性温，归肝、脾经，化瘀止血、理气止痛。以上三味药均具有化瘀止血、消肿定痛的功效，共为君药。两面针味辛、苦，性微温，具有祛风通络、胜湿止痛、消肿解毒、解痉祛瘀的功效，《本草纲目》称其主治"风寒湿痹，历节疼，除四肢厥气，膝痛"。两面针用于各种痛症有立竿见影的效果，并有抗癌的作用。白芍味酸，性微寒，归肝、脾经，具有平肝止痛、养血调经、敛阴止汗、和营卫、养经脉的功效，《神农本草经》将芍药列为中品，记载其能"主邪气腹痛，除血痹，破坚积，寒热疝瘕，止痛，利小便，益气"。以上两药共为臣药。龙骨味甘涩，性平，归心、肝、肾经，属于矿物药，具有镇静安神、收敛固精的功效，也善于利痰。陈修园在《神农本草经读》中记载："龙骨能引逆上之火，泛滥之水，而归其宅。若与牡蛎同用，为治痰之神品，今人只知其涩以止脱，何其浅也。"《医学衷中参西录》记载："龙骨既能入气海以固元气，更能入肝经以防其疏泄元气。"对于颈椎病等虚而兼实者，需要既开痰又活血，方对其证，为佐药。炙甘草补中、缓急、止痛，调和诸药，为使药。全方活血祛瘀、行气止痛，治疗上述疼痛效果显著。

【加减】全头痛加川芎12 g；前头痛加蔓荆子10 g；偏头痛加白芷9 g；后头痛加藁本9 g。颈背肩痛加葛根20 g、羌活10 g、桂枝10 g；瘀肿甚加红花6 g、白花蛇舌草12 g；眩晕加钩藤12 g、天麻12 g；四肢痿软无力加鹿角胶12 g（另烊化）；胸痛加柴胡12 g、陈皮5 g；腹痛加延胡索9 g、大腹皮

15 g。腰腿痛加独活 10 g、牛膝 15 g、桑寄生 20 g、细辛 5 g、威灵仙 12 g、千斤拔 20 g、牛大力 20 g。老年性骨质疏松伴肝肾阴虚，可用痛安汤合六味地黄汤加何首乌 15 g、龟甲 20 g（另包，先煎）；伴肾阳虚，可用痛安汤合金匮肾气丸，或合右归饮等补肾壮阳之品。

## 验方医案

王某，女，49 岁，2019 年 5 月 22 日初诊，述颈部疼痛 4 个多月。患者颈椎活动受限，近期出现头晕、头痛、失眠，口干、少气懒言、声音低微，不思饮食，舌红，苔薄白，脉细数，颈部 CT 显示颈椎骨质增生，C2/3、C3/4、C4/5 椎间盘膨出。诊断为颈椎病（交感神经型），辨证为气阴两虚证。治宜益气补阴，活血止痛。处方：丹参 18 g，白芍 12 g，三七 9 g，两面针 12 g，煅龙骨 15 g，炙甘草 5 g，降香 9 g，千斤拔 12 g，桑寄生 12 g，细辛 9 g，葛根 12 g，太子参 9 g，黄芪 9 g，合欢皮 12 g，夜交藤 12 g，黄精 10 g。7 剂，每天 1 剂，水煎服，早晚分服。

2019 年 5 月 28 日二诊，患者服药 1 星期后颈项部疼痛好转，头晕、头痛及失眠症状减轻。予痛安汤加减去黄芪、黄精、太子参加酸枣仁、制远志、羌活，并配合脊柱整治三联手法治疗肩颈胸腰部，辅助院内制剂三路烫疗包外敷。

2019 年 6 月 5 日三诊，经过 2 个星期手法整治配合痛安汤加味内服对症治疗后，患者颈项部酸胀疼痛症状基本消失，头晕、头痛、失眠等症状明显缓解，嘱其注意休息，适当进行功能性锻炼。后随访患者，其颈项部无明显不适，伴随症状明显缓解，偶发失眠。

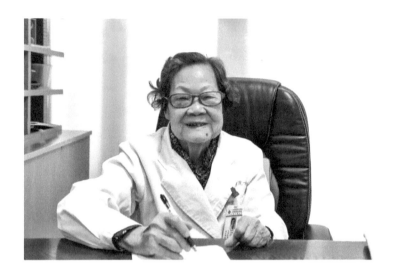

陈慧侬

**全国老中医药专家学术经验继承工作指导老师**
**全国名中医**
**桂派中医大师**

　　陈慧侬，主任医师，国家二级教授，博士研究生导师，博士后合作导师，第三批全国老中医药专家学术经验继承工作指导老师，首届全国名中医，桂派中医大师，广西中医药学会常务理事、妇科分会主任委员。擅长治疗妇科疑难病证，尤其对不孕不育症、子宫内膜异位症、更年期综合征、复发性流产、妇产科各种血症等有独到见解，有"送子观音"的美称。主持参与多项省部级科研课题，其中1998年在"葡萄胎病因研究"中发现在体细胞G显带染色体中有一种与对照组不同的异常细胞嵌合体现象，提出"嵌合体"的概念，并利用中药改变嵌合体现象的数个试验及撰写3篇学术论文参加国际专业会议并获奖。发表论文40多篇，出版专著5部，参加编写各种中医妇科教材5部。

【方名】滋肾还育汤。

【组方】龟板 10 g（先煎），生地 10 g，知母 10 g，猪脊髓 10 g，山茱萸 10 g。

【功效】滋肾养阴。

【主治】肾阴亏虚、癸水不足。

【方解】传统中医学中并无"卵巢储备功能下降"这一病名，根据其各种临床表现可归属于月经后期、月经过少、血枯、血隔、闭经、不孕症、绝经前后诸证等范畴。肾主生殖，与女性卵巢的功能密切相关。肾藏精，内寓元阴元阳。《景岳全书·阴阳篇》曰："元阴者即无形之水，以长以立，天癸是也。"《素问·上古天真论》云："女子二七，天癸至，任脉通，太冲脉盛，月事以时下，故有子……七七，任脉虚，太冲脉衰少，天癸竭，地道不通，故形坏而无子也。"女性一生以阴为用，卵之生及胎之育，"阴精"为重要的物质基础。肾之阴精"天癸"的充盛与衰竭具体表现为月经的来潮与绝经以及生殖能力的开始与丧失，是影响卵巢储备功能的关键因素。因此，治疗卵巢储备功能下降的首要原则为"滋肾阴"。《顾松园医镜》云"盖益阴之药，必无旦夕之功效，以阴无速补之法也"。本方中龟板为滋肾填精之品，重补元阴；山茱萸补肾益精，调补肝肾；生地养阴清热、润燥生津；知母滋阴降火，猪脊髓为血肉有情之品，以髓补髓，既可滋补髓海，又可缓和知母之苦寒。上方养阴壮水，复盈天癸，充盛冲任，卵子得以滋养生长发育，从而提高卵巢储备功能，改善孕产结局。上方用于卵巢贮备功能不全、早发性卵巢功能不全、卵巢早衰症见不孕、月经过少、月经先期、月经后期、闭经均有良效。

【加减】气阴两虚加太子参、黄芪、麦冬、五味子益气养阴；人工流产过多损伤冲任加鹿角胶、紫河车补肾固冲；肾虚血瘀加丹参、首乌、当归、鸡血藤养血活血；肾阴阳两虚加补骨脂温肾助阳。

陈慧侬

包某某，女，34 岁，2015 年 2 月 11 日初诊。患者婚后未避孕 5 年未孕，月经周期推后已有 2 年。患者既往月经后期，周期为 45～50 天，2014 年开始出现月经 3 月不行，每次均需使用黄体酮后才经行，末次月经 1 月 29 日，6 天干净，现月经周期第 13 天，拟于 2015 年 5 月进行辅助生育技术（IVF）助孕，要求中药调理。患者丈夫弱精。患者孕 1 产 0，于 2014 年 12 月进行 IVF 助孕，40 天稽留流产。有甲亢病史，舌红，苔少，脉细弱。中医诊断为不孕症，月经后期。辨证为肾阴虚证。治宜补肾填精、养阴调经。以左归丸合大补阴丸加减。处方：知母 10 g，龟甲 10 g，黄柏 10 g，熟地黄 10 g，太子参 10 g，山茱萸 10 g，黄芪 20 g，枸杞子 10 g，菟丝子 10 g，紫河车 10 g。15 剂。

2015 年 3 月 13 日二诊。患者月经周期第四天，于 3 月 10 日经行，未净，量少，色鲜红，周期 40 天，经前内膜 6 mm，当时在用妈富隆周期治疗，4 月拟进行 IVF 助孕。患者舌红，苔少，脉沉细。考虑经后期，予以补肾养阴，处方：甘草 10 g，白芍 10 g，当归 10 g，川芎 10 g，熟地黄 10 g，覆盆子 10 g，鹿角胶 10 g，紫河车 10 g，淫羊藿 10 g，山茱萸 10 g。15 剂。

2015 年 6 月 12 日三诊。患者于 5 月 20 日移殖，孕 37 天，无不适，脉细滑，舌红。查血，HCG 8744 IU/L，P 66 ng/ml。考虑孕后，予以补肾益气安胎的寿胎丸加减，处方：菟丝子 10 g，枸杞子 10 g，覆盆子 10 g，桑寄生 10 g，川断 10 g，阿胶 10 g，白术 10 g，茯苓 10 g，甘草 10 g，太子参 10 g，黄芪 20 g。7 剂。

2015 年 6 月 19 日四诊。患者孕 44 天，尿多，其他无不适。患者舌红苔薄白，脉细滑。查血，HCG 29182.96 IU/L、P 60.4 ng/ml。于 6 月 16 日 B 超示宫内妊娠，见胚芽、胎心。守上方加石斛 10 g，7 剂。

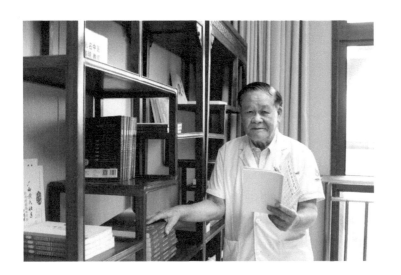

**全国老中医药专家学术经验继承工作指导老师**
**全国名中医**
**桂派中医大师**

　　黄瑾明，广西中医药大学教授，第二、第六批全国老中医药专家学术经验继承工作指导老师，首批全国名中医，国家级非物质文化遗产——壮医药线点灸疗法传承人，桂派中医大师，广西黄氏壮医针灸流派第一代代表性传承人，享受国务院政府特殊津贴专家。曾获广西壮族自治区科学技术协会"科技兴桂"优秀科技工作者称号、中国民族医药学会"民族医药突出贡献奖"、"中国好医生"2018年11月月度人物称号、"全国中医药杰出贡献奖"等。1983年参与创办广西中医学院（现广西中医药大学）壮医研究室，1985年创办广西中医学院（现广西中医药大学）壮医门诊部，师从壮医名家龙玉乾，挖掘并推广壮医药线点灸疗法，把壮医民间疗法引进医学殿堂，开创壮医临床研究先河；深入挖掘壮医浅刺、壮医莲花针拔罐逐瘀疗法并形成壮医针灸三大疗法，独创天阴阳调气针法，被誉为"壮医临床第一人"。

## 名医验方

【方名】调气汤。

【组方】黄芪（或五指毛桃）60 g，白术 30 g，陈皮 6 g，苏梗 10 g，香附 10 g，党参 15 g（或红参 10 g），当归 15 g，甘草 10 g，桔梗 10 g，炒枳壳 25 g。

【功效】调气补虚。

【主治】壮医谷道气虚证。

【方解】方中黄芪可用壮药五指毛桃替代，补气升阳，加桔梗、枳壳，一升一降，调畅气机，气血化生源泉不竭，运行畅达，则排泄有常。

【加减】临床应用时根据不同年龄和体质，适当调整药物用量。

## 验方医案

王某，女，61 岁，2012 年 8 月 24 日初诊。患者大便溏烂 3 年多。1 年前无明显诱因出现大便溏烂，每天 1～2 次，偶有腹部隐痛，泄后痛减，乏力，口淡，纳寐可，舌质淡红，苔薄白，脉沉细无力。壮医诊断为渥细（泄泻），谷道气虚证。以壮药内服治疗。处方：黄芪 60 g，当归 10 g，升麻 10 g，柴胡 10 g，桔梗 10 g，炒枳壳 15 g，陈皮 6 g，党参 15 g，茯苓 15 g，白术 15 g。水煎服，每天 1 剂，连服 7 剂为一疗程。

治疗 1 周后，患者大便恢复正常，继续服用上方治疗 1 月余后结束。2013 年 6 月患者陪亲友来看病时得知其泄泻未再发作。

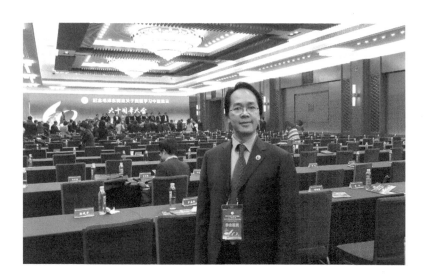

宾彬

广西名中医

宾彬，主任医师，教授，广西名中医，广西中医药大学第一附属医院男科学科创始人。历任中国中西医结合学会男科专业委员会秘书长、中华中医药学会男科分会常委、中华中医药学会生殖医学分会常务委员、广西中医药学会男科分会主任委员、广西中西医结合学会男科分会副主任委员、国际中医男科学会副主席、国家科学技术进步奖中医组评审专家等。从医 30 多年来，致力于男科疾病的中医、中西医结合研究，对不育症、性功能障碍、前列腺疾病、附睾炎等均有独特见解和丰富经验，创制多种独特有效方剂。先后主持国家自然科学基金课题 3 项，其他各级科研课题 10 多项，发表学术论文 50 多篇，主编和参编男科学专著及科普著作、教材 20 多部。

## 名医验方

【方名】桃王通精煎。

【组方】桃仁 10 g，王不留行 10 g，皂角刺 10 g，烫水蛭 2 g，土鳖虫

6 g，白芷 5 g，赤芍 10 g，夏枯草 15 g，车前子 10 g，川木通 3 g，牡蛎 30 g，黄芪 20 g。

【功效】破瘀散结、利湿通精。

【主治】湿热瘀阻所致的少精子症、无精子症。

【方解】方中桃仁、王不留行化瘀通精，为君药；烫水蛭、土鳖虫、赤芍活血祛瘀增强化瘀通精作用，为臣药；夏枯草、牡蛎软坚散结，白芷消肿活血通窍，气为血之帅，气行则血行，黄芪益气，使气旺则行血有力，为佐药。川木通、车前子清热利湿，并引诸药入下焦，除精室湿热，为使药。诸药合用，共奏破瘀散结，利湿通精的功效。

【加减】睾丸软小者加菟丝子、枸杞子、紫河车以补肾填精。

## 验方医案

麻某，男，34 岁，求子嗣 1 年未果，2021 年 3 月 13 日初诊。患者尿频尿黄，性生活欠规律，每周不足 1 次；纳一般；夜寐可，大便调；舌质淡暗，苔黄略厚，脉细。辅助检查，精液量 4.0 ml，完全液化，pH 值 7.3，偶见精子，精子浓度为 $5 \times 10^5$/ml，一次射精精子总数为 $2 \times 10^6$，精子活力 PR 0%，精子正常形态 0%。右侧精索静脉轻度曲张。性激素未见异常。诊断为不育症，证属湿热瘀阻。治以上方 7 剂，每天 1 剂。

2021 年 3 月 27 日二诊。复查精液，精液量 5.0 ml，完全液化，pH 值 7.4，精子浓度为 $2.7 \times 10^6$/ml，一次射精精子总数为 $1.36 \times 10^7$，精子活力 PR 3%。效不更方，再进 14 剂。

2021 年 4 月 24 日三诊。复查精液，精液量 6.0 ml，完全液化，pH 值 7.4，精子浓度为 $2.72 \times 10^7$/ml，一次射精精子总数为 $1.634 \times 10^8$，精子活力 PR 17%。精子数量、活力明显改善。守方加减继续治疗。

2021 年 6 月 26 日四诊。复查精液，精液量 5.4 ml，完全液化，pH 值 7.5，精子浓度 $2.56 \times 10^7$/ml，一次射精精子总数为 $1.381 \times 10^8$，精子活力 PR 32.9%，正常形态 2.0%。精子数量、活力均已恢复正常。守方加减继续治疗求全功，直至患者妻子怀孕。嘱患者进行生活调理，劳逸结合，控烟限酒，女方诊治，适时行房，忌燥热、温补药食。

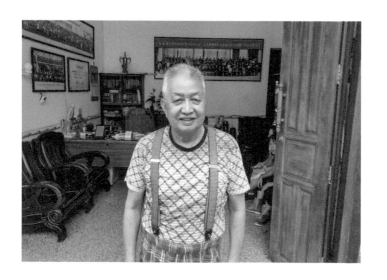

## 陈鉴清

广西名老中医

陈鉴清，主任医师，广西名老中医。曾任广西北海市中医院内科主任、门诊部主任。一直从事中医临床教研工作，对仲景学说及其《伤寒杂病论》的研究颇深，撰写专题研究论文 13 篇，其他临床研究论文 18 篇。著有《竹园医札》《陈鉴清医药论文集》及日译汉《伤寒杂病弁证通释》等著作。临床上擅用中医药治疗内科、儿科、妇科各种疾病及其他临床各科诸奇难杂症。特别是对咳嗽证治刻意钻研 30 多年，经验独到；对病毒性肝炎、急性胃炎、慢性胃炎、风湿病、甲亢等，亦有丰富的临床经验和较深入的研究；善用伤寒方药，尤其桂枝汤、麻黄汤、大青龙汤、小柴胡汤等治疗外感热病，以竹皮大丸治疗不寐，自拟平咳汤治疗诸般咳嗽。

## 名医验方

【方名】平咳汤。

【组方】甘草 8 g，五味子 9 g，桔梗 4 g，白前 9 g，紫菀 9 g，射干 12 g，

生姜 10 g（3 片），大枣 9 枚（破），荆芥 9 g。

【功效】利肺宣痰、平咳止嗽。

【主治】诸般咳嗽。

【方解】平咳汤选药皆取轻清之品。咳嗽者，其逆气均从喉咙而出，咽喉为其要冲，故本方以甘草、桔梗作为君药和臣药，用量以 2∶1 为准。因甘草炙用可以杜绝生痰之源，生用可辅苦寒的桔梗、射干利其咽喉，以辛苦的白前宣降肺气，所以可以为君药。李东垣治咳嗽以五味子为君，仲景治伤寒每见咳嗽者亦往往加之，所以重用，再佐以荆芥发表散风、紫菀宣肺行痰、姜、枣为使，共奏宣肺降逆、疏风平咳、化痰止嗽的功效，是为基本方。

【加减】外感风寒无汗加麻黄 6 g、细辛 6 g、苏叶 9 g；有汗则不用麻黄，改用桂枝 9～12 g；鼻塞者加葱白 4 根。外感风热加黄芩 6～9 g、薄荷 9 g，或加鱼腥草 15～30 g、芦根 15～30 g；喉痛加山豆根或金果榄 10 g；声音嘶哑加蝉蜕 6～9 g、千层纸 6 g 或诃子 12 g、金果榄 10 g。心咳者加川黄连 3 g。肝咳者加柴胡 9 g、葶苈子 9 g、青皮 6 g。脾咳者加桂枝 12 g、瓜蒌皮 10 g、薤白 10 g。肺咳者加北杏仁 9 g；属于寒者，无汗加麻黄 6 g、细辛 6 g，有汗则以桂枝 9～12 g 替换麻黄；属于热者加黄芩 6 g，喘者加桑白皮 12 g，痰多黄稠再加南沙参 15 g 或浙贝母 6 g；久咳阴虚以川贝母替换浙贝母；便秘则加瓜蒌仁 15 g 或鸡蛋花 10～15 g；唾血其荆芥用炭，再加侧柏炭 6～9 g、藕节 15～30 g，并生吃鲜莲藕或冷饮莲藕汁；喘息如水鸡声音加麻黄 12 g、细辛 6 g；虚者加鹿角胶 12 g（烊化）；咳唾涎沫加天门冬 15 g。胃咳者加法半夏 9～12 g、陈皮 6 g、苏叶 9 g，属于热者则用竹茹 12～15 g、枇杷叶 9 g；舌苔白厚加神曲 10 g、砂仁 6 g；苔浊腻便溏加藿香 9～12 g、蔻仁 6 g。膀胱咳者加桂枝 9～12 g、益智仁 9 g、鹿角胶 12 g（烊化）。三焦咳者加桂枝 12 g、茯苓 12 g（其有饮者增量至 15～30 g），更加白术 12～15 g、鹿角胶 12～18 g（烊化）或加熟附子 9 g（先煎）、细辛 6 g；舌边如锯齿或淡嫩胖大加黄芪 15～30 g，随证选方。

## 验方医案

患者，男，38 岁，2003 年 1 月 10 日初诊。患者咳嗽 4～5 个月，咽中如梗，痰粘不爽,日甚夜安,二便自调。舌淡红胀有齿痕,苔白厚,咽喉充血(+++),脉细缓。X线胸片示心肺膈未见异常(未见报告)。诊断为肺咳,乃"秋伤于湿,上逆而咳者"。拟平咳汤加麻黄6g、细辛6g、百部9g、金果榄15g。2剂,每天1剂。

2003年1月14日二诊。患者上症好转,舌淡红而有齿痕,苔白厚,脉濡缓,湿气尚重,守上方去金果榄加紫河车10g、薏苡仁15g。2剂。未再复诊。

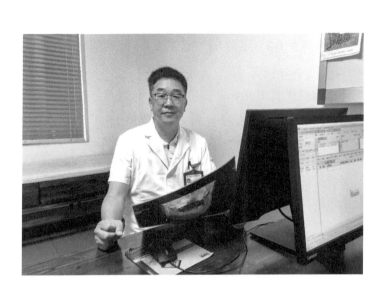

陈
小
刚

广西名中医

　　陈小刚，二级教授，广西名中医，世界手法医学联盟资深主席，《中医正骨》《广西中医药》杂志编委，国家科技部中医药科技评审专家，深圳市中医院引进深圳市政府医疗卫生"三名工程"韦贵康国医大师团队核心专家。师从国医大师韦贵康教授、针刀元老李力教授。擅长正骨手法、小针刀等非手术疗法治疗骨伤科疑难病证，如严重的颈椎病、肩周炎、腰椎间盘突出症、膝关节炎、椎管狭窄症、腱鞘炎、痛风、类风湿性关节炎、脊柱侧弯等，以及脊柱相关疾病如眩晕、偏头痛、三叉神经痛等；诊治疑难性骨关节畸形、骨不连等。主持国家、省部级科研课题15项，主编《小针刀治疗常见筋伤疾病（中英对照）》《国医大师韦贵康传统医学特色手法丛书》等著作10多部，获得发明专利8项。

## 名医验方

【方名】跟痛外洗方。

【组方】千斤拔 30 g，两面针 30 g，骨碎补 30 g，白芍 15 g，伸筋草 15 g，鸡血藤 30 g，牛膝 15 g，生甘草 10 g。加水煎至 2000 ml 温洗患处，每次浸泡约 15 分钟，每天 2 次。

【功效】行气祛风、活血舒筋。

【主治】跟痛症。

【方解】君药千斤拔、两面针为广西特有的壮药，千斤拔祛风利湿、强筋壮骨，两面针行气止痛、散瘀消肿，两者共奏行气祛风的功效。臣药骨碎补苦温性降，可补肾强筋健骨；鸡血藤色赤入血，可活血舒筋。佐药白芍与甘草酸甘化阴、缓筋止痛；伸筋草味辛性温，可祛风除湿、舒筋活络。使药牛膝活血祛瘀、引血下行。

【加减】疼痛明显者加乳香、没药（均后下）；局部喜温畏寒者加狗脊、桂枝；腰膝酸软者加五指毛桃、杜仲。

## 验方医案

沈某，女，63 岁，左足跟痛 2 个月，晨起触地时尤甚，行走时疼痛。拍片显示"左跟骨骨刺"。曾在其他医院针灸、按摩治疗。来诊时查体症见轻度跛行，双足外观无明显异常，左足底跟骨结节处压痛明显，跖腱膜较右侧紧张，踝关节活动度正常。诊断为跟痛症。给予跟痛外洗方外洗，每天 2 次，配合艾条点灸痛点及周围。经 2 周治疗，疼痛消失，步行正常。

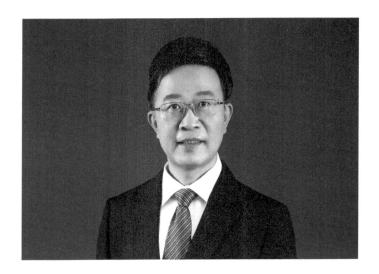

# 陈永斌

**广西名老中医**

陈永斌，主任医师，教授，硕士研究生导师，广西名老中医，教育部高等学校中西医结合类专业教学指导委员会委员，中华医学会伦理学分会委员，广西中西医结合学会副会长，广西医学会医学伦理学分会主任委员，广西医师协会医学伦理医师分会主任委员，广西中医药学会脑病专业委员会副主任委员，广西中西医结合学会神经病学分会副主任委员。擅长治疗颅脑损伤、中风病及内科疑难杂症，尤其在益气活血通络治疗中风病方面具有较深造诣。主持国家和广西自然科学基金项目 6 项，发表论文 60 多篇，其中 SCI 收录论文 5 篇，出版著作 2 部。

## 名医验方

【方名】龙蛭汤。

【组方】生黄芪 30 ～ 60 g，当归 6 g，赤芍 15 g，地龙 9 g，川芎 15 g，红花 3 g，桃仁 12 g，川牛膝 12 g，水蛭 3 g。

【功效】益气、活血通络。

【主治】中风或其他疾病所致的肢体瘫痪、乏力、麻木、肿胀等属于气虚血瘀证者。

【方解】君药为生黄芪，重用能大补脾胃元气，使气旺血行、瘀去络通。臣药为当归，长于活血，兼能养血，因而有化瘀而不伤血之妙。赤芍、川芎、川牛膝、桃仁、红花为佐药，能助当归活血祛瘀。地龙、水蛭通经活络。本方的特点是益气药与活血药相配，益气活血，活血而又不伤正，共奏益气活血通络的功效。

【加减】典型病例黄芪可从 30 g 起逐渐加量至 60 g。初服药无不适反应，连服多剂后失眠或烦躁者宜减黄芪用量。中风或其他疾病致肢体瘫痪者，脉弱、肢体欠温加桂枝 10 ~ 20 g；急性期加防己 6 ~ 9 g、防风 6 ~ 9 g；形体偏胖加山楂 10 ~ 20 g、白芥子 10 ~ 15 g、荷叶 10 ~ 15 g、绞股蓝 10 ~ 20 g；服药后咽干加知母 10 ~ 15 g、玄参 10 ~ 15 g。

## 验方医案

张某，女，63 岁。2021 年 5 月突发神志不清、半身不遂 10 天入住神经重症监护室。曾在当地医院对症治疗住院 10 天。既往有糖尿病史 5 年多，血糖控制情况不明。头部 CT 显示左侧大面积脑梗死并出血转化，经脱水等治疗后患者仍神志不清，并咳嗽痰多、发热，进行气管切开，在神经重症监护室用脱水、营养神经、监控血压、血糖等治疗 30 多天，病情基本稳定后转至中医科病房。转入时患者昏睡，少量咳痰，色白质稀，无发热，生命体征平稳，留置胃管、气切管、尿管，其形体偏胖，面色不华，右侧肢体刺痛不移，左侧肢体可移动，肢体温，唇舌色淡，苔薄白，脉缓沉弱。诊断为中风病气虚血瘀证，予龙蛭汤加味，处方：生黄芪 30 g，当归 6 g，赤芍 15 g，地龙 9 g，川芎 15 g，红花 3 g，桃仁 12 g，川牛膝 12 g，水蛭 3 g，桂枝 15 g，山楂 15 g，白芥子 12 g，荷叶 10 g，绞股蓝 10 g，红参 10 g。免煎剂 7 剂，一天 1 剂，用开水冲泡，分 2 次鼻饲。服药后患者嗜睡，脉搏较前有力，但仍沉缓弱，处方黄芪加至 60 g，桂枝加至 20 g，继服 7 剂。服药后患者嗜睡减少，但白天睡眠多，晚上醒转时间已达数小时，无发热、无咳痰，翻身还有困难，左侧肢体活动自如，右侧肢体肌力1级，脉搏有力。处方桂枝改为10 g，继服7剂后，患者嗜睡情况显著好转，但白天夜晚睡眠时间颠倒，气管切开已封口，言语对答切题，语音有力，右侧肢体肌力1级，可自行翻身，面色如常，舌质淡红，脉平和。患者病情平稳，需坚持服药，处方去白芥子、荷叶、绞股蓝，将桂枝、红参改为5 g，继服20多剂，患者右侧下肢肌力3级，右上肢肌力2级，在家属扶助下能跛行。

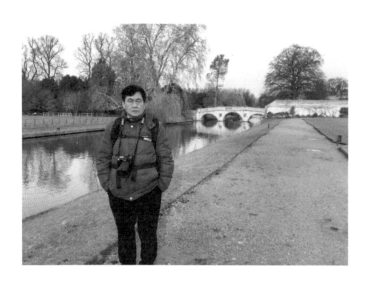

邓柏杨

广西名老中医

邓柏杨，主任医师，博士，广西名老中医，中华中医药学会周围血管病分会名誉副主任委员。1984年本科毕业于广西中医学院医疗系，在广西中医学院第一附属医院（现广西中医药大学第一附属医院）和第二附属医院（现广西中医药大学附属瑞康医院）外科就职，一直从事中医外科暨中医周围血管疾病临床、教学和科研工作。先后在北京中医药大学和广州中医药大学完成研究生学业（师承陈淑长和崔学教教授），获医学硕士和医学博士学位。曾考取国家奖学金到日本东京大学医学部血管外科学习（师承亚洲血管外科学会秘书长、日本血管外科学会主席重松宏教授）。主持完成国家级和省部级重点课题研究2项。

## 名医验方

【方名】龋手汗方。

【组方】党参（或太子参）、茯苓、白术、陈皮、山药、荷叶、竹茹、淡

邓柏杨

竹叶、甘草。

【功效】健脾益胃、渗利湿热。

【主治】脾虚热聚于胃。

【方解】胃者，五脏之本也。胃主四肢并为津液之主，脾为胃行其津液，脾虚而胃热聚于胃，旁达于四肢，故手濈濈然汗出。用异功散健脾益气，山药润养脾胃，荷叶、竹茹、淡竹叶淡渗甘凉之品以渗利湿热，甘草调和诸药而达成功效。

【注意】本方除热不用苦寒，是因为苦寒易伤损脾胃；中焦虚寒胃阳土虚、汗出而冷者禁用本方。

### 验方医案

王某，男，26岁。患者双手掌汗出淋漓难止数年，无明显诱因罹患该病，入夏尤甚；逢书写（手书、电脑输入）则或写纸浸湿、或键盘汗湿明显；交际握手每觉失礼而尴尬。病虽非重证，但严重影响日常生活和学习。手汗出濈濈然而温，眠安，纳可，无自汗、盗汗，无口干、口苦，但有口臭，便溏，小便正常，舌淡，舌边有齿印，苔稍黄腻，脉细。既往身体健康，无药物过敏和食物过敏史。诊断为手足汗。证型为脾虚胃热。方药用蠲手汗方。以本方为主加减治疗2个多月，手汗消除，口臭等诸证消失。一年半后随访无复发，生活、学习均恢复正常，病愈。

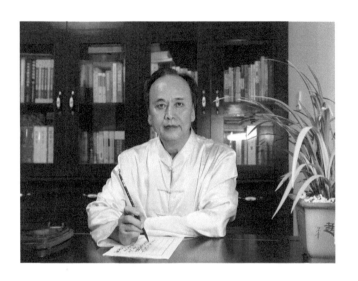

邓家刚

**全国老中医药专家学术经验继承工作指导老师**
**广西名中医**

邓家刚，主任医师，二级教授，博士研究生导师，第六批全国老中医药专家学术经验继承工作指导老师，广西名中医，享受国务院政府特殊津贴专家。长期从事中医药经典理论、临床中药研究与中药健康产品研发，为"邓氏理湿学派"创始人，创立"中医五脏湿病辨证防治体系"，建立一套应用化湿、祛湿、利湿、渗湿、燥湿等调理体质和养生保健的方法。主持研制的七味刺榆颗粒、美来尔颗粒、复方黄根颗粒等分别获国家新药证书、国家保健食品批件及医疗机构制剂批文。主持的科研成果先后获国家科学技术进步奖、广西科学技术进步奖、中华中医药学会科学技术进步奖和学术著作奖、中国中西医结合学会科学技术进步奖、中国民族医药学会科学技术奖。发表学术论文500多篇，主编出版学术著作20多部，获授权专利10项。

**名医验方**

【方名】复方黄根汤（颗粒）。

【组方】黄根、三叶香茶菜、叶下珠、绞股蓝、黄芪、白术、三七。

【功效】清热解毒、健脾益气、化瘀通络。

【主治】湿热蕴结、脾虚络瘀的急、慢性肝炎，肝硬化及乙肝病毒携带者。

【方解】黄根味微苦，性平，具有化湿解毒、祛瘀生新的功效；三叶香茶菜微苦，性凉，具有清热解毒的功效，可清除疫毒，两者同为君药。黄芪味甘，性温，具有利水消肿、补气固表的功效；白术健脾益气祛湿，与黄芪共同扶正固本、健脾化湿、鼓舞正气托毒外出，为臣药。叶下珠味微苦甘，性凉，具有利湿解毒消积的功效；绞股蓝清热解毒、健脾益气；三七活血化瘀，助黄根化湿祛瘀生新之用，三者同为佐药。全方诸药合用，具有清热解毒、健脾益气、化瘀通络的功效。

【加减】湿热明显者加溪黄草、茵陈、虎杖、矮地茶；血瘀明显者加丹参、牡丹皮；气滞明显者加柴胡、郁金；肝阴不足明显者加北沙参、白芍、石斛、玉竹；余热未清者可加青蒿、川楝子。

## 验方医案

廖某，男，37 岁，既往有乙肝病毒携带病史多年。患者于 2021 年 6 月 13 日进行肝功能检查提示，谷草转氨酶 79 U/L，谷丙转氨酶 158 U/L。乙肝病毒 DNA 测定 4.11 E+0.7 IU/ml。6 月 15 日前来诊治，诉左胁闷胀不适，心烦不眠，大便干结难解；舌红，苔薄白，脉弦滑。诊断为肝着（肝胆郁热证），治以化湿清热解毒、益气健脾通络为法。予复方黄根颗粒，每天 3 次，每次 15 g，加溪黄草 12 g、矮地茶 20 g、五指毛桃 50 g，服药 30 天。

7 月 25 日二诊。肝功能正常，乙肝病毒 DNA 测定 1.99 E+0.3 IU/ml。

7 月 27 日三诊。已无左胁闷胀，夜眠可，大便调，舌尖红，苔薄白，脉沉。原方加虎杖 12 g、灵芝 12 g，连服 2 周。

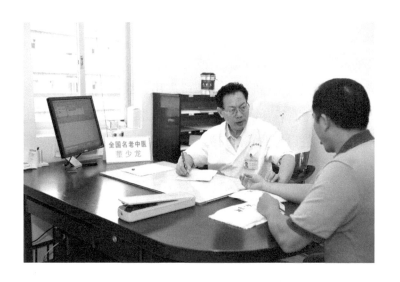

董少龙

全国老中医药专家学术经验继承工作指导老师
桂派中医大师

董少龙，主任医师，二级教授，第四批全国老中医药专家学术经验继承
工作指导老师，桂派中医大师，广西中医药大学第一附属医院脑病学科学术
带头人，广西中医药大学中医学（桂派杏林师承班）指导老师，现任中华中
医药学会脑病分会第四届委员会顾问，广西中医药学会第八届理事会学术顾
问、监事，广西中医药学会中医内科专业委员会学术顾问，广西中医脑病专
业委员会学术顾问，广西医师协会第一届中医分会顾问。在脑血管病、帕金
森病、中风、癫痫、眩晕症、头痛、失眠、中医内科疾病的治疗及中医养生、
治未病、舌诊研究等方面积累了丰富的经验。主编《壮医内科学》《脑病中
西医治疗学》等著作。

## 名医验方

【方名】磁神丸。

【组方】煅磁石 20 g（先煎），六神曲 15 g，蝉蜕 5 g，地龙 10 g，赭石 15 g

（先煎），姜半夏 15 g，生姜 10 g，胆南星 10 g，钩藤 15 g，夏枯草 15 g。

【功效】平肝息风、化痰开窍、潜阳安神。

【主治】肝风夹痰的癫痫。

【方解】"脑主神明"，癫痫的发生和脑主神明功能失常有关。风火痰瘀、气虚等病理因素导致脑窍闭阻，气机逆乱，神机失用，故而发病。张锡纯在《医学衷中参西录》云："磁石入肾，镇养真阴，使肾水不外移；朱砂入心，镇养心血，使邪火不上侵；佐以神曲，消化滞气，温养脾胃生发之气……至柯韵伯称此方治癫风如神，而愚试之果验，然不若加赭石、半夏之尤为效验也。"用代赭石易有毒的朱砂以平肝潜阳、安神定志，加半夏、南星、生姜以祛痰开窍；用钩藤、夏枯草清肝泻火，加蝉蜕、地龙以息风通络止痉。诸药合用于肝风夹痰，气机逆乱之癫痫。

【加减】久病痰气郁结者，舌暗紫、脉沉弦加桃仁、红花、鸡血藤等以活血化瘀；痰浊壅盛者加竹茹、瓜蒌等化痰降浊；夜寐差者加夜交藤、煅磁石、煅牡蛎等镇心安神；久病肝肾阴者加菟丝子、枸杞子、女贞子、黄精等滋阴补益肝肾。

## 验方医案

　　廖某，女，33 岁，反复意识丧失、四肢抽搐 9 年。9 年前劳累后突发意识丧失，四肢抽搐，诊断为癫痫，出院后一直服用丙戊酸钠及托吡酯，缓解后目前自行减少用量，近期发作较频繁，每周 3～5 次，发作时意识丧失、口角流涎、喉间痰声漉漉、两目上视、四肢痉挛，约数分钟能缓解。发作后自觉全身乏力、腰膝酸软、舌质红、苔稍腻、脉弦细、纳寐可、小便调、大便硬。诊断为痫病——肝风夹痰上攻证。方用磁神丸 15 剂，水煎服，每天 1 剂，分 2 次温服。

　　二诊。服药后患者癫痫发作次数减少，约 15 天发作 1 次，发作时间缩短，约 10 分钟 1 次，发作后仍全身乏力、口干口苦、腰膝酸软、舌质稍红、苔稍腻、脉弦细。治疗有效，纳寐可，二便调。原方治疗有效，继续采用磁神丸，30 剂，水煎服，每天 1 剂，分 2 次温服。

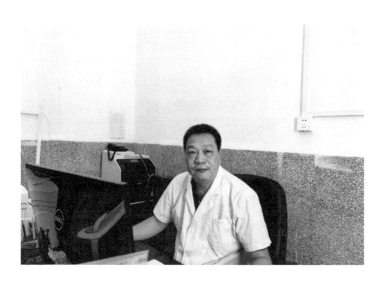

广西名中医

范郁山，博士，二级教授，博士研究生导师，广西名中医，广西中医药大学针灸推拿学院院长，广西中医药大学针灸经络研究所所长，广西中医药大学科学实验中心针灸推拿实验研究平台主任，世界针灸学会联合会教育专项委员会委员，中国针灸学会常务理事，广西针灸学会常务理事、会长。擅长运用针灸、中药治疗心脑血管疾病如中风后遗症、消化系统疾病、、颈腰椎疾病、面瘫、痛经、月经不调、耳聋耳鸣、网球肘、风湿性关节炎、肩周炎、小儿脑瘫等。主持国家级和省厅级课题8项，其中国家自然科学基金项目2项、国家科技支撑计划课题1项、省厅级课题5项，先后获广西科学技术进步奖三等奖、广西医药卫生适宜技术推广奖二等奖。

## 名医验方

【方名】加减逍遥散。

【组方】当归、白芍、柴胡、茯苓、白术、法半夏、陈皮、山药、鸡内金、炙甘草、薄荷、生姜。

【功效】疏肝理气、健脾。

【主治】肝胃不和型痞满、脘腹满闷、神疲食少、倦怠乏力，肝郁血虚型月经不调。

【方解】柴胡味苦，性平，疏肝解郁，使肝郁得以调达，为君药。当归味甘辛、苦，性温，养血和血，乃血中气药；当归、白芍与柴胡同用，补肝体而助肝用，使血和则肝和，血充则肝柔，共为臣药。白术、茯苓、陈皮、炙甘草健脾益气，不但实土以御木乘，而且使营血生化有源；法半夏辛开散结、降逆消痞，山药补脾肺之气，益气养阴，两药合用补降结合，一敛一降，降逆的功效相得益彰。鸡内金健运脾胃、消食化积，与山药合用，一补一消，补消结合，共奏滋补脾胃、资生通脉的功效。薄荷疏散郁滞之气，透达肝经郁热；生姜降逆和中，且能辛散达郁，与薄荷共为佐药。柴胡为肝经引经药，又兼使药之用。

【加减】肝气郁结、气质血瘀者加香附、丹参、益母草；肝郁气滞、气机不利的疼痛者加白芷、川芎；肝郁化火、肝阳上亢、头晕者加天麻、钩藤；肝血不足、眼睛干涩、视物模糊不清者加菊花、白蒺藜；肝血亏虚、大便干结难解者加火麻仁；兼口干口苦者，加黄芩、栀子、丹皮。

## 验方医案

黄某，女，35岁，2020年8月15日初诊。患者1个月前因家中事务操劳，情志不舒出现上腹胀闷，自觉腹中有气，自下上冲，胸中烦热，时作呃逆、善太息，失气方舒，不欲饮食，寐欠佳，小便黄，大便干结3日一行。查体症见舌质淡红，苔薄黄，脉左沉细、右弦长。腹部无压痛，腹肌软，无腹肌紧张。既往有慢性浅表性胃炎病史。中医诊断为痞满（肝胃不和）。处方：当归12 g，白芍12 g，柴胡15 g，茯苓12 g，白术12 g，法半夏10 g，陈皮10 g，山药10 g，鸡内金9 g，炙甘草6 g，薄荷10 g，栀子10 g，火麻仁10 g。7剂，每天1剂，水煎400 ml分2次饭后温服。

1周后复诊，患者上腹胀闷症状较前减轻，胸中已无烦热，食欲较前增加，夜寐仍较差，大便每天1次。舌质淡红，苔薄白，脉沉细。仍以上方去栀子、火麻仁，加酸枣仁12 g，党参15 g，再服1周后来诊，诉诸症已除。

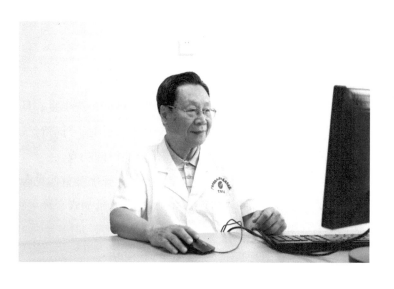

全国老中医药专家学术经验继承工作指导老师
广西名中医
桂派中医大师

方显明，二级教授，硕士研究生、博士研究生导师，第四批全国老中医药专家学术经验继承工作指导老师，传承工作室专家，全国名老中医药专家，广西名中医，桂派中医大师，享受国务院政府特殊津贴专家。1974 年 7 月毕业于广西中医学院医疗系中医学专业，1988 年 6 月于广州中医药大学内科专业毕业获硕士学位。历任广西中医学院中医内科教研室副主任、医疗系副主任、科研处处长、附属瑞康医院副院长、国际教育学院院长等职务。获"广西优秀教师"荣誉称号、中西医结合贡献奖，2004 年被评为"广西卫生系统科技工作先进个人"。

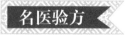 名医验方

【方名】益心通脉饮。

【组方】党参 15 ～ 20 g，白术 10 ～ 15 g，茯苓 10 ～ 15 g，橘红（或橘

皮)6～9 g,法半夏6～10 g,丹参10～15 g,三七6～9 g,山楂9～12 g,瓜蒌壳9～12 g,五爪龙15～20 g,姜竹茹6～9 g,枳壳(或枳实)6～9 g,炙甘草3～6 g。

【功效】益气健脾、化痰通瘀。

【主治】冠心病心绞痛。

【方解】方中党参、白术补益脾气、健运中州;茯苓、橘红、法半夏、瓜蒌壳、五爪龙行气除湿、化痰泄浊;姜竹茹、枳壳、山楂、三七、丹参行气化瘀;炙甘草调和诸药。配伍成方,共奏补脾益心、化痰通瘀的功效。

【加减】若气虚甚而见气短、乏力者可加西洋参、黄芪;脾虚湿重而见腹胀纳差、大便溏烂者可加炒麦芽、神曲;胸痛甚者可加薤白、延胡索、泽兰;若伴心悸不宁者可加炒枣仁、柏子仁。

## 验方医案

刘某,男,64岁,1990年9月8日初诊。患者患急性心肌梗死,曾2次到某医院住院治疗。出院不到1个月,又觉胸闷痛,固着不移,脘腹胀闷,不思饮食,动则汗出,气短乏力,而到国医堂门诊就医。刻下症见舌黯淡,边有齿印,舌苔厚腻,脉弦滑少力。血压160/94 mmHg,面色无华,形体肥胖,心率82次/分,节律规整。心电图提示陈旧性心肌梗死、T波异常(TⅡ、TⅢ、aVF、$V_5$、$V_6$倒置)。西医诊断为心肌梗死后心绞痛。中医诊为胸痹心痛,属心脾气虚、痰瘀内痹证。治宜益气健脾、化痰行瘀。处方:党参20 g,白术12 g,瓜蒌壳10 g,法半夏10 g,橘红、枳壳各6 g,五爪龙、丹参、茯苓各15 g,山楂12 g,姜竹茹10 g,炙甘草5 g,田七粉3 g(冲服)。每天1剂,水煎取200 ml早晚分服。配用西洋参6 g,焗服,每天1次。连服21剂,患者胸痛腹胀诸症消失,饮食正常,可到室外活动。守方治疗1个月后,舌淡红苔薄白,脉弦缓。血压140/86 mmHg。心电图复查提示T波明显改善(TⅡ、TⅢ、aVF、$V_5$、$V_6$由倒置变为低平)。随访3年未复发。

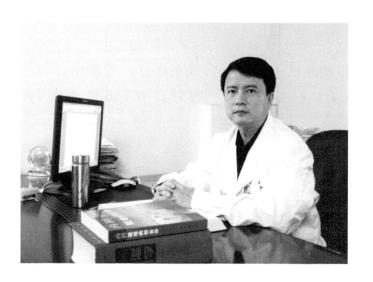

关建国

**全国老中医药专家学术经验继承工作指导老师**
**广西名中医**

关建国，硕士研究生导师，第六批全国老中医药专家学术经验继承工作指导老师，广西名中医。原柳州市中医医院副院长，曾任中华中医药学会肾病分会常委、中南地区中医肾病专业委员会副主任委员、广西医学会中西医结合肾脏病学分会副主任委员、广西中西医结合学会副主任委员、广西中医药学会副主任委员、柳州市中医药学会主任委员、柳州市肾脏病学会副主任委员。长期从事内科和肾脏病的临床、科研和教学工作，是柳州市中医医院肾内科创始人和学科带头人。擅长治疗慢性肾炎、肾病综合征、狼疮性肾病、尿酸性肾病、急慢性肾功不全、风湿病、心脑血管病、老年病及养生保健、治未病。主持研制肾炎康、尿毒灵、肾衰灌肠液、心脉舒口服液等院内制剂，发表学术论文10多篇，参加编写学术专著4部，承担省级科研课题2项，参与省、市级课题4项。获广西医药卫生适宜技术推广奖三等奖2项。

## 名医验方

【方名】肾衰1号方。

【组方】生地12 g，淮山15 g，丹皮10 g，山茱萸12 g，茯苓15 g，黄芪18 g，杜仲15 g，枸杞子15 g，泽泻12 g，丹参15 g，淫羊藿10 g，熟大黄6 g，甘草6 g。

【功效】益肾健脾、泄浊化瘀。

【主治】无消化道症状的慢性肾衰竭。

【方解】方以滋补肾阴的生地、山茱萸，味厚，用以滋少阴，补肾水；黄芪，甘、温，善入脾肾诸经，具有健脾益气的功效；淮山，味甘，性平，入脾、肾等经，具有补脾养胃、补肾涩精的功效，四药合用为君，共补脾肾之本虚，以奏养后天、补先天的功效。熟大黄，苦、寒，其性沉而不浮，其用走而不守，具有泻下攻积，清热泻火，活血祛瘀的功效。泽泻，味甘，性寒，归肾、膀胱经，利水作用较强，具有利水消肿、渗湿泄热的功效，主治水湿停蓄的水肿、小便不利。茯苓味甘，甘从土化，土能防水，故用以制水脏之邪，且益脾胃而培万物之母；丹皮气味苦辛，微寒，寒能胜热，苦能入血，辛能生水，故能益少阴，平虚热；丹参，苦微寒，性平，祛瘀通络的功效佳，兼有一定的补血功效。诸药合用为臣，则可泄浊化瘀，清除病理产物，使经脉流畅，湿浊瘀血之邪不能滞留为害。枸杞子滋阴补肾，淫羊藿补肾壮阳，加之杜仲补肝肾，强筋骨，三药相伍为佐，以加强补肾健脾之力。加用甘草为使，以补脾益气，调和诸药。本方药精而简，但谨守慢性肾衰竭的根本病机，攻补兼施、寓通于补，通不致虚，补不留邪，调理气血，恢复脏腑功能，从而达到虚复、浊化、瘀除的目的。

【加减】口干加麦冬，恶寒加制附片等。

## 验方医案

覃某，男，55岁，2010年7月22日初诊。患者诉反复倦怠乏力2年余。慢性肾小球肾炎5年，2年前出现倦怠乏力，当时查肾功能提示肌酐升高（具体不详），曾服中草药（具体不详）。首诊症见神疲乏力、面色萎黄、腰膝酸软、心悸气短、头晕耳鸣、纳食尚可、夜尿增多、小便偏少等，舌质暗淡，苔白腻，脉沉涩。辅助检查，红细胞 $3.1 \times 10^{12}$/L，血红蛋白 72 g/L；尿素氮 15.3 μmol/L，肌酐 357.2 μmol/L。双肾 B 超显示双肾体积缩小。诊断为"肾衰病"，证属脏腑亏虚，湿浊瘀血内阻。治疗以益肾健脾为主，兼以泄浊化瘀为法，方拟六味地黄汤加减（肾衰 1 号方），处方：生地 12 g，淮山 15 g，丹皮 10 g，山茱萸 12 g，茯苓 15 g，黄芪 18 g，杜仲 15 g，枸杞子 15 g，泽泻 12 g，丹参 15 g，淫羊藿 10 g，熟大黄 6 g，甘草 6 g。水煎服，每天 1 剂，连服 7 剂。

2010 年 12 月 29 日二诊。患者神疲乏力症状减轻，膝酸软、心悸气短好转，面色较前有光泽，无口渴，双下肢水肿略有减轻，尿检仍异常，尿蛋白（+）。舌质暗淡，苔白腻，脉沉涩。效不更方。

2011 年 1 月 19 日三诊。继续服药 21 剂，复查血常规，红细胞 $3.6 \times 10^{12}$/L，血红蛋白 87 g/L；尿蛋白（+）；尿素氮 11.2 μmol/L，肌酐 256.8 μmol/L，血压 134/81 mmHg。

2011 年 3 月 31 日四诊。继续服药 3 个月，除稍觉乏力、腰膝酸软外，余无不适。舌质暗淡，苔白腻，脉沉涩。再次复查，尿蛋白（+）、潜血（+）；红细胞 $3.8 \times 10^{12}$/L，血红蛋白 103 g/L；尿素氮 9.5 μmol/L，肌酐 173.1 μmol/L，血压 133/79 mmHg。随访 2 年，患者一直坚持服药治疗，无明显不适，多次复查肾功能，肌酐为 150 ～ 170 μmol/L。

关建国

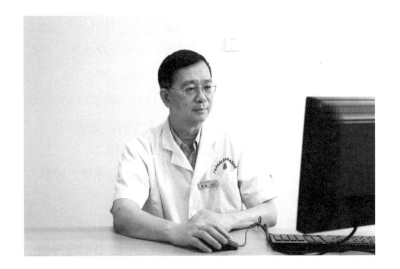

黄彬

广西名中医

　　黄彬，主任医师，广西名中医，全国优秀中医临床人才。历任广西中医药大学附属瑞康医院消化科副主任、肝病科主任，现为广西中医药大学附属瑞康医院治未病中心主任。曾任中国中西医结合学会肝病专业委员会委员、广西中西医结合学会肝病学分会副主任委员，现为中国民族医药学会热病分会副会长、中华中医药学会治未病分会常委、广西中西医结合学会治未病专业委员会主任委员、广西中医药学会膏方专业委员会副主任委员。一直在临床一线从事诊疗工作，擅长内科疾病（特别是消化系统疾病）和各科疑难杂症的诊治，对调理体质预防癌症复发和亚健康状态调理、中医养生保健有丰富的经验。

## 名医验方

　　【方名】消痞汤。

　　【组方】柴胡9g，枳实9g，厚朴9g，党参9g，白术9g，法半夏9g，干姜6g，蒲公英9g，甘草6g。每天1剂，水煎，分2～3次温服。

【功效】疏肝健脾、调畅气机、平调寒热、散结消痞。

【主治】脾胃气机升降失常，虚实夹杂、寒热错杂的痞满病。主要症见脘腹胀满或堵塞感，餐后和心情不好时加重，嗳气或矢气减轻，大便不畅。现代医学的胃食管反流病、急慢性胃炎、消化性溃疡、功能性消化不良、急慢性结肠炎等以脘腹胀满堵塞为主症时均可用本方加减治疗。

【方解】柴胡疏肝解郁、升举阳气；厚朴燥湿消痰、下气除满；枳实破气消积、宽中除胀；蒲公英苦寒降泄、清热解毒；法半夏和干姜温中散寒、和胃降逆；党参、白术、甘草健脾益气、益胃补中。诸药合用，共奏疏肝健脾、调畅气机、平调寒热、散结消痞的功效。全方配伍特点为升降相伍、寒热并用、泻补兼施。

【加减】伴胸闷加瓜蒌；胃脘胀甚、嗳气频繁加旋覆花、代赭石、陈皮；泛酸、烧心加石膏、牡蛎；纳呆加神曲、麦芽、山楂、砂仁；胃痛加川芎、白芍、香附；肋痛加郁金、元胡、川楝子；腹胀满大便干结难解加大黄；大便黏滞难解重用厚朴、加槟榔；腹泻加茯苓、山药；肠鸣腹痛加肉桂、附子；咽中痰堵加苏叶、桔梗；口干苦加黄连、黄芩。

## 验方医案

患者，女，56岁，2019年8月13日初诊。患者反复胃脘胀满1年多。餐后和心情不好时加重，时有堵塞感，嗳气、反酸，纳呆，吃生冷油腻物时易腹泻。胃镜检查显示慢性非萎缩性胃炎，hp阳性，用枸橼酸铋钾、替硝唑、克拉霉素、兰索拉唑、多潘立酮、西沙必利等西药及中药治疗无效。病后稍疲倦乏力，眠欠佳，大便溏、黏滞难解，舌淡红稍暗，有齿印，苔稍厚腻微黄，脉稍弦细弱。诊断为痞满——肝郁脾虚，胃失和降。治宜疏肝健脾，和胃除痞。方用消痞汤加味，处方：柴胡9g，党参9g，白术9g，法半夏9g，蒲公英9g，姜厚朴9g，枳实9g，神曲9g，干姜6g，甘草6g。7剂，水煎，早、晚各1次温服。

2019年8月20二诊。患者胃脘堵塞感已除，胀满明显减轻，嗳气、反酸减少，纳食、睡眠正常，稍乏力，大便溏烂易解，舌淡红，有齿印，苔稍厚腻，脉细弱稍弦。方药对证，效果明显，原方加山药18g、茯苓12g，以加强健脾益气祛湿作用，再行7剂。

2019年8月27三诊。患者诸症悉除。予逍遥丸调埋月余以巩固疗效。随访近2年未见复发。

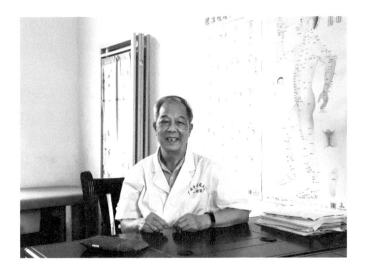

黄鼎坚

全国老中医药专家学术经验继承工作指导老师
桂派中医大师

黄鼎坚，主任医师，教授，硕士研究生导师，第二批全国老中医药专家学术经验继承工作指导老师，桂派中医大师。曾任广西针灸学会秘书长、名誉会长，全国中医药高等教育学会临床教育研究会理事。广西中医药大学针灸推拿学术带头人，广西中医药大学第一附属医院针灸科主任。1980年创建广西针灸专科病房，率先接纳国内外针灸进修人员，扩大针灸学术交流。1983年受国家派遣参加援外工作。2009年获中华中医药学会颁发的"全国先进名医工作站（室）——黄鼎坚名医工作室"牌匾、表彰；2014年创建首家名医基层工作站，定期下乡义诊献爱心活动。发表论文30多篇；出版著作8部。

### 名医验方

【方名】痛经应急方。

【组方】肾俞、丹田（关元、中极、气海）、三阴交、承浆、上仙。

【功效】温经散寒、回阳固脱、解痉止痛。

【主治】腰痛、痛经、泌尿生殖系统各种病证。

【方解】肾俞，是足太阳膀胱经俞穴，肾气之精气聚集之处，滋阴壮阳要穴。丹田，任脉，脐下小腹正中，相当于关元、阴交、气海、石门的一块位置。在人体的黄金分割线上，多指以关元为中心。关元又名三结交、大中极、丹田，为人身元阴元阳关藏之处，元气关隘处，人体真气、元气生发之处，足三阳经与任脉交会穴，又为小肠经的募穴，是主治虚劳冷意、小腹拘痛、腹胀泄泻的要穴。气海别名肓原、脖胦、下肓、丹田，为先天元气汇聚之处，故名"气之海"，与肺气息息相通，是主治脏气虚衰、尤调经止带之穴。承浆，位于下唇颏正中，为任脉与冲脉交会穴，下病上取，经脉所通，治疗急性痛经经验穴。上仙穴，督脉腰骶正中，为冲、任、少阴、太阳经交会穴，又名十七椎下，是临床常见痛经阳性反应点，又是从阳治阴、调经止痛、止崩固漏的特定要穴。腰为肾之府，肾主寒，丹田是人之元气发于肾，藏于丹田，前后配穴，共奏功效。三阴交，在足太阴、足少阴、足厥阴交于内踝上三寸的脾经上，故得名，是主治妇科疾病的特定穴，配上取下，远近相系，临床效果尤佳。

## 验方医案

某患者，27岁，月经来潮第一天，诉小腹挛急阵阵抽动，后腰剧痛欲折，牵扯大腿内侧难忍，痛苦非常，在友人的相扶下，捂着肚子急诊。症见面色青紫阴暗，双唇紧闭，说话声沉，神情痛苦，头额虚汗，肢肤冰凉，脉细而弦，唇舌颤抖、色暗，苔白，时时卷身双手捂着小腹。诊查小腹喜按，腰骶上仙穴处按痛强烈。立嘱其平卧，紧叩其承浆穴，阵阵加力。同时温灸关元加神灯照气海、中极，针三阴交加灸10分钟，患者面色转红润，汗收，手足渐暖，再取俯卧位，针其双肾俞并温针灸，揉按上仙至局部舒展肤微热，即置以皮内安全留针，加神灯照30分钟。术毕，患者诉说"一身轻松了"。

黄鼎坚

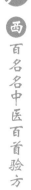

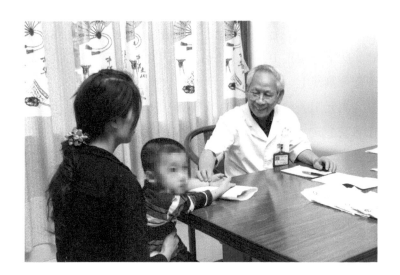

广西名老中医

　　黄干诚，广西名老中医，黄道存老先生的长子及衣钵传人。曾任南宁市中医医院副院长、工会主席，南宁市中医学会副理事长。自幼随父习医，侍诊左右数载，昼抄方见习，夜读经诵典。凡《黄帝内经》《难经》《伤寒论》《金匮要略》《温病条辨》等经典医著，无不精通。承传家学，博采勤求，擅治小儿咳嗽、厌食、泄泻等。其临诊治病，习以八纲为常，纲举目张，每能切中病机；查病论治主次分明，遣方用药犹如临阵布兵；若治沉疴，守法守方，步步为营；病急势迫，则当机立断，持其主要而治之，未曾优柔须史；其效如桴鼓，名传邕城。高风亮节，一身正气，践行着共产党人全心全意为人民服务的宗旨和救死扶伤的崇高医德。

## 名医验方

【方名】健脾开胃汤。

【组方】党参 10 g，白术 6 g，茯苓 6 g，沙参 6 g，玉竹 6 g，淮山 10 g，

田基黄 6 g，芡实 10 g，白扁豆 6 g，莲子 6 g，山楂 10 g，麦芽 6 g，鸡内金 6 g，甘草 6 g。

【功效】健脾祛湿、开胃消食。

【主治】小儿纳呆（疳积），症见饮食不化、面色萎黄、四肢无力、形体虚弱、呕吐或泄、脘腹胀满等。

【方解】方中党参、白术、茯苓益气、健脾渗湿，为君药。配伍淮山、莲子助君药以健脾益气，兼能止泻；并用白扁豆、芡实助白术、茯苓以健脾渗湿，均为臣药。更用山楂、麦芽、鸡内金开胃消食，沙参、玉竹益胃生津，为佐药。田基黄清热解毒，甘草健脾和中、调和诸药，共为佐使药。诸药配伍共奏健脾祛湿、开胃消食的功效。

【加减】伴盗汗加北芪 10 g、大枣 6 g；咳嗽加杏仁 6 g、浙贝母 6 g。

## 验方医案

李某，男，6 岁。患儿患急性胃肠炎，治愈后纳呆，出现懒言少动，头晕头痛，大便稀软不成形。服中西药物疗效不显，故来诊。症见神情淡漠，面黄肌瘦，舌淡，脉沉缓。诊断为纳呆，证为脾虚气弱，运化失调。治当健脾祛湿、开胃消食。用验方健脾开胃汤治疗，处方：党参 10 g，白术 6 g，茯苓 6 g，沙参 6 g，玉竹 6 g，淮山 10 g，山楂 10 g，麦芽 6 g，鸡内金 6 g，田基黄 6 g，芡实 10 g，白扁豆 6 g，甘草 6 g，莲子 6 g。5 剂，每天 1 剂，水煎 200 ml，分早晚 2 次服用。

服药 5 剂，患者纳食增加，大便成形，1 日 1 次，但食后脘腹稍胀。加木香 6 g，再服 5 剂。

服上药 5 剂，患者纳食复常，脘腹不胀，大便稍软。家长又令患儿服药 5 剂，诸症皆消，疾病痊愈。嘱家长注意患儿饮食，调养善后。

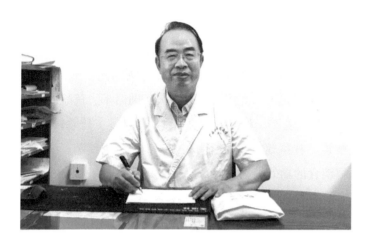

**黄贵华**

广西名中医

黄贵华，博士，教授，博士研究生导师，广西名中医，中国中医药研究促进会消化整合医学分会常务委员，广西中医药学会中医经方专业委员会主任委员，广西中医药学会脾胃病专业委员会副主任委员。从事临床、教学及科研30多年，中医理论扎实，擅长经方，专长治疗脾胃肝病及危急疑难病证。现承担国家级项目2项、省部级项目2项、厅局级项目3项。获中国民族医药学会科学技术奖一等奖1项、广西科学技术进步奖二等奖2项，发表学术论文60多篇，主编《消化内科中西医结合诊疗手册》《简明中西医结合内科学》等多部专著。

## 名医验方

【方名】温阳运脾汤。

【组方】桂枝尖、白术、茯苓、小茴香、生姜、饴糖炙甘草、豆蔻、砂仁、炒麦芽。

【功效】温阳运脾、和中止痛。

【主治】功能性胃肠病、消化性溃疡、肠易激综合征等属脾阳不振、湿浊内停者。

【方解】方中桂枝性辛、温，味甘，与饴糖炙甘草合用，则专为温散太阴脾土的寒气，同时辅助阳气、化气行水；合白术、茯苓健脾利水，乃取苓桂术甘汤之意。小茴香、生姜直入中焦，温复脾胃的阳气，同时安和胃气，使脾的温煦、胃的腐熟功能恢复正常；豆蔻、砂仁行胃中之气滞，引胃气与脾气相通，助脾之运转，扩充胃囊，食欲可进；炒麦芽行土木之郁，化胃中之痛。饴糖炙甘草甘缓补虚的功效佳，既补养气血，又合诸阳药辛甘化阳、恢复机体阳气运行，亦是取小建中汤的饴糖之意。全方具有较好的温阳运脾作用。

【加减】反酸、胃中灼热或嘈杂不安者加海螵蛸、五灵脂；便溏者加肉桂、吴茱萸；便秘者加大黄、莱菔子；气虚甚者加黄芪益气；阳虚者加附子、淫羊藿；心神不宁者去茯苓加茯神或朱茯神；伴见明显口干口苦者加木蝴蝶、蒲公英、黄芩。

## 验方医案

温某，女，53岁。2019年6月17日初诊。患者反复胃脘疼痛1年，1年前无明显诱因下出现胃脘疼痛，呈阵发性隐痛，伴腹胀，时有胃脘部烧灼感。电子胃镜检查提示为慢性浅表性胃窦炎伴糜烂。症见胃脘疼痛，呈阵发性隐痛，伴腹胀，时有胃脘部烧灼感，舌头热辣感，口干，无反酸嗳气、无恶心欲吐等不适，纳寐可，二便调。舌淡胖边尖红，苔白厚，脉沉细。中医诊断为胃脘痛——脾阳不振，湿浊内停。西医诊断为慢性糜烂性胃炎。处方：桂枝尖15 g，白术15 g，茯苓15 g，小茴香15 g，生姜20 g，饴糖炙甘草10 g，豆蔻15 g，砂仁15 g，炒麦芽20 g，海螵蛸15 g，五灵脂15 g，木蝴蝶15 g。7剂，每天1剂，每剂分2次，水煎，饭前温服。

2019年6月26日二诊。患者服药后偶有胃脘部隐痛，无明显烧灼感，伴腹胀，舌头热辣感、口干症状均较前缓解，遂改淫羊温肾方温补脾肾，服药14剂后，患者症状明显好转，未再来诊。

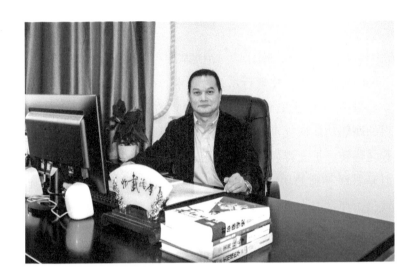

黄国东

广西名中医

　　黄国东，主任医师，博士，二级教授，博士生导师，第三批全国中医临床优秀人才，广西名中医，广西中医药大学重点学科中医肾病学学科带头人、中西医结合内科学学科带头人，名老中医黄英儒临床经验与学术思想继承人，中华中医药学会第六届理事，广西医师协会壮医医师分会主任委员，广西中西医结合活血化瘀专业委员会候任主任委员，广西民族医药协会副会长兼秘书长。从事医、教、研近30年，擅长以中西医结合、壮瑶医药诊治肾小球疾病、尿路感染、狼疮性肾炎。主持国家自然科学基金项目3项、省部级及厅局级项目10项。发表学术论文56篇，其中SCI收录2篇；主编11部、副主编6部、参编1部学术专著及教材。获中国民族医药学会科学技术奖二等奖1项、广西科学技术进步奖三等奖1项、发明专利1项，广西高等教育自治区级教学成果奖一等奖、二等奖各1项。

【方名】复方仙草汤。

【组方】八仙草 20 g，三七 10 g（打），黄芪 20 g，制大黄 10 g，薏苡仁 20 g，甘草 6 g。

【功效】健脾益肾、清热活血、利湿解毒。

【主治】脾肾两虚，湿热瘀血证的慢性肾脏疾病。

【方解】八仙草味苦、辛，性微寒，归少阴、太阴经，清利湿热、解毒散瘀、利尿消肿，为君药。三七味甘、微苦，性温，归肝、胃经，补血活血止血、散瘀止痛消肿；黄芪味甘，性微温，归脾、肺经，补气升阳、利水消肿、固表止汗，与三七共为臣药。薏苡仁味甘、淡，性凉，归肺、脾、胃经，利水消肿、健脾解毒，助八仙草渗湿利尿；制大黄味苦，性寒，归脾、胃、肝、大肠、心包经，破痰实、通脏腑、降湿浊、清热泻火、凉血解毒、活血逐瘀通经，合薏苡仁健脾祛湿；酒制大黄活血化瘀作用更强，借酒力升提又可清上焦之热，合薏苡仁为佐药。甘草甘温，调和诸药，为使药。诸药合用，共奏健脾益肾、清热利湿、活血解毒的功效。

【加减】偏阴虚者加女贞子 15 g、旱莲草 15 g；偏气虚者加黄花倒水莲 20 g；偏湿者加猫须草 15 g；偏血瘀者依据程度不同加和血药、活血药或逐瘀药如泽兰 20 g 等。

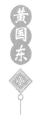

田某，女，28 岁，因系膜增生性肾小球肾炎蛋白尿持续 5 年。2019 年 8 月 1 日首诊。症见解泡沫尿，夜尿 1 次，乏力腰酸，易患感冒，月经量少，大便烂、味臭、日一行，其他无不适及特殊病史，舌淡黯胖，边有齿印，苔薄黄腻，脉沉细涩。尿蛋白（3+），尿隐血（3+），白蛋白/球蛋白数值为 36.9/33.1，肝肾功能及血脂正常，内生肌酐清除率 78.52 ml/min。处方：八仙草 20 g，三七 10 g（打），黄芪 20 g，制大黄 10 g，薏苡仁 20 g，甘草 6 g，女贞子 15 g，旱莲草 15 g，黄花倒水莲 20 g。水复煎服，每次 150 ml，饭后温服，每天 1 剂，连续服用；停用原所有的中西药并注意生活调摄。

2020 年 1 月 4 日二诊，无不适，舌淡黯胖，边有齿印，苔薄白腻，脉细涩。尿蛋白（弱阳性），尿隐血（2+），白蛋白／球蛋白数值为 38/27.6。守上方续治疗。

2020 年 4 月 11 日三诊，无不适，舌淡胖，边有齿印，苔薄白，脉细。尿蛋白（－），尿隐血（2+），白蛋白／球蛋白数值为 40.2/26.9。给予上方减女贞子、旱莲草、黄花倒水莲，水复煎服，每次 150 ml，饭后温服，每天 1 剂，连续服用。

2021 年 2 月 26 日四诊，无不适，舌淡，苔薄白，脉细。尿蛋白（－），尿隐血（＋）。肝肾功能及血脂正常，内生肌酐清除率 91.33 ml/min。患者要求停药备孕。

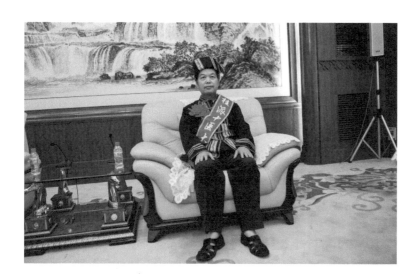

**全国民族医药工作先进个人**
**桂派中医大师**

　　黄汉儒，主任医师，全国民族医药工作先进个人，桂派中医大师。1965年毕业于广西中医学院；1982年毕业于中国中医研究院，获医学硕士学位。现受聘担任广西国际壮医医院壮医学术首席专家，为广西壮族自治区第六、第八届政协委员，第八届全国人大代表。先后担任县医院中医科医师、科主任，广西中医学院医史文献研究室副主任、壮医药研究室副主任、院科研生产处副处长等。1985年受命主持广西民族医药研究所的创建，首任、连任所长16年。兼任中国民族医药学会副会长、广西民族医药协会会长。发表学术论文60多篇，主编《壮族医学史》《中国壮医学》等专著。

## 名医验方

【**方名**】葫芦神仙汤。

【**组方**】葫芦茶 60 g，金银花 30 g，见肿消 15 g，土牛膝 15 g。

【**功效**】通调水道、清解热毒、排除湿毒。

【主治】痛风（壮医病名"发旺"）。

【方解】本方重用壮药葫芦茶为主药，通调水道，清解湿毒热毒；金银花、见肿消为帮药，助葫芦茶消肿止痛、清热利湿；土牛膝为带药（引药），引湿热之毒从尿排出。按壮医主、帮、带理论组方，共奏通调水道、清解热毒、排除湿毒的功效。

【加减】脾虚患者可酌加薏苡仁15g；血瘀肿痛较重者可酌加田七6g（或以田七粉3g冲服）。

## 验方医案

兰某，男，50岁，2006年8月5日初诊。患者主诉两足跖趾关节及踝关节红肿疼痛反复发作3个月，加重1周。3个月前两足第一跖趾关节无明显诱因突然红肿热痛，夜间疼痛尤甚，触痛明显，活动受限，伴发热恶寒，经某三甲医院检查血尿酸明显升高，诊为痛风。服西药6天后症状好转，但此后症状反复发作。1周前再度复发，服西药效果欠佳。经朋友介绍来诊。既往史、家族史无特殊。患者自述工作应酬较多，常吃海鲜等肥甘厚味，喜饮啤酒。症见面色黧黑，体形稍胖，两足踝关节及第一跖趾关节仍红肿，触痛明显，活动受限。舌质红，苔黄腻。目诊提示湿热毒盛。壮医诊断为发旺（湿毒热毒阻滞关节）。拟通水道、清热毒、除湿毒为治。处以葫芦神仙汤，处方：葫芦茶60g，金银花30g，见肿消15g，土牛膝15g。每天1剂，水煎服，连服10剂。

2006年8月15日二诊。患者服上药后症状明显减轻。守上方再进10剂，每天1剂，水煎服。

2006年8月25日三诊。患者症状基本消失。血尿酸检查在正常范围。嘱患者为防复发，经常以葫芦茶30克水煎当茶喝，并注意饮食调理。随访1年未见复发。

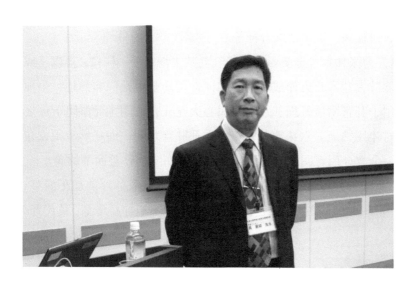

广西名中医

黄家诏，主任中医师，教授，硕士研究生导师，首批广西名中医，首批全国 500 名老中医药专家秦家泰教授学术经验继承人，世界中医药学会联合会经方专业委员会副会长，广西中医、中西医结合男科学会常委，广西优秀中医人才培养指导老师，广州中医药大学国际经方班及河南南阳"仲景国医传人"精英班授课教师，《广西中医药》《广西中医药大学学报》编委。从事中医《伤寒论》教学、临床医疗、科研工作 40 多年，主要研究方向为"中医经方理论与临床应用研究"，临床擅长应用经方以及经方时方相结合治疗各种中医疑难杂病。发表论文 60 多篇，作为主编和副主编编著著作 10 多部。

## 名医验方

【方名】六三汤。

【组方】生地 15 g，丹皮 10 g，泽泻 10 g，山茱萸 10 g，茯苓 15 g，山药 15 g，薏苡仁 30 g，牛膝 12 g，黄柏 10 g。

【功效】滋补肾阴、通淋利湿。

【主治】肝肾阴虚而下焦湿热之证，临床上常用于淋证、水肿、不育、阳痿、肾病、前列腺病、更年期综合征等。

【方解】本方为张仲景《金匮要略》肾气丸减去炮附子、桂枝，再以《成方便读》之四妙散去苍术合方而成。本方临证常用的是生地而非熟地，生地滋而不腻，常用于肝肾阴液亏损、水不足而心火亢旺，或阴虚而湿阻下焦之证。虚火不显时才用熟地。六味地黄丸用以滋补肝肾之阴，而三妙散则重在清热利湿通淋。全方合用育阴清热利湿，渗利而不伤阴，补益而不涩滞。

【加减】下焦湿浊较重加萆薢、露兜簕（草药）；偏肢体浮肿加车前草、玉米须；湿热而带尿血加侧柏叶、蒲黄炭；尿蛋白长期不消加益母草、黄芪等。

## 验方医案

莫某，女，48岁，1991年5月23日初诊。患者面目及下肢浮肿半年，加重10天。患者自1990年12月起因眼睑及下肢浮肿就诊，诊断为慢性肾小球肾炎，于1991年1月入院治疗1个多月，病情好转，但尿蛋白仍维持在4+左右。10天前因感冒旧病复发。症见面目及下肢浮肿，尤以踝关节处肿甚，按之凹陷，面色淡白，腰痛，脘腹胀满，睡眠欠佳，口苦，大便烂，小便短少，舌质淡红，苔微黄，脉沉细。小便检查，尿蛋白3+，上皮细胞（+），白细胞（+），红细胞少许，透明管型少许，颗粒管型（−）。辨证为水肿病，证属水湿浸渍，本虚标实。治法当健运脾肾，利湿消肿。用六三汤合五皮饮加减，以挫其水肿较甚之标。处方：生地15 g，山药、茯苓、泽泻各12 g，山茱萸、丹皮、黄柏各9 g，薏苡仁30 g，牛膝15 g，白术、桑白皮各10 g，陈皮5 g，大腹皮12 g，甘草5 g。

1991年5月27日二诊。患者足肿大减，面目浮肿亦明显减轻，小便较多，仍见腰胀、苔腻、脉细弱，尿蛋白2+，守上方加防己12 g、瞿麦15 g，进5剂，以加强利湿的功效。

1991年6月3日三诊。患者肢体浮肿已全消退，腹胀减，但纳食不振。标证已去，当从本图治，治以补肾益气利湿，以六三汤治之。后以金匮肾气丸加黄芪善后，服药半年而病愈。

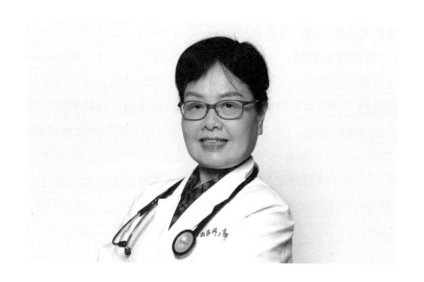

**全国老中医药专家学术经验继承工作指导老师**
**广西名中医**

　　黄李平，主任医师，二级教授，硕士研究生导师，第五批全国老中医药专家学术经验继承工作指导老师，第二批广西名中医，广西中医民族医临床人才培养项目第一批指导老师。现任广西中西医结合学会第七届常务理事兼副秘书长，广西中西医结合学会风湿病专业委员会主任委员。从事中西医结合临床、教学、科研工作44年，专长于脑病、妇科病、风湿病的中西医结合诊治。主持国家科技专项子课题1项、省厅级课题6项，发表学术论文115篇，主编专著2部。获中国中西医结合学会第二届中西医结合贡献奖，广西科学技术进步奖二等奖1项，广西医药卫生适宜技术推广奖二等奖2项。

## 名医验方

【**方名**】理平调经汤。

【**组方**】柴胡、当归、白芍、郁金、泽兰、苍术、菟丝子、甘草。

【**功效**】疏肝解郁、理气调经。

【主治】肝郁型月经不调，症见月经先后不定期，量多或量少，色黯红，或有血块，或经行不畅，伴胸胁、乳房、腰腹胀痛，或脘闷不适、嗳气食少；舌质淡红，苔薄白或黄或白厚，脉弦或弦细。

【方解】方中柴胡疏肝解郁，为君药。当归、白芍养血调经，郁金行气解郁，助柴胡疏肝理气、调经，共为臣药。佐以苍术燥湿健脾，泽兰活血调经，菟丝子补肾填精；甘草益气健脾，缓急止痛，调和诸药。诸药相配，共达疏肝理气、活血行滞的功效，同时兼补脾肾，调和气血，使月经恢复正常。

【加减】经期提前、量多加女贞子、旱莲草、茜根；经期延后、量少加淫羊藿、仙茅、川芎；纳少便溏加党参、芡实、神曲；兼腰膝酸软加熟地、山茱萸、怀牛膝；肝郁化热者加山栀子、丹皮、仙鹤草；经血不畅、夹血块明显，加川芎、枳壳、益母草。

## 验方医案

梅某，女，35岁，孕2产1流1，因月经不规则3年来诊。患者3年前人工流产后出现月经不规则，周期紊乱，行经期长短不一，经量时多时少。近2个月来月经每月来潮2次，淋漓不尽，量少，夹有小血块，色黯红。就诊时为经行第二天，经量少、色黯红，有血块，伴乳房、胸胁胀痛不适，心烦易怒，腰腹胀痛，食少便溏，面色晦暗有斑，舌质暗红苔白腻，脉弦细。中医辨证为月经先后不定期——肝郁血瘀。治宜疏肝理气，活血化瘀。处方：柴胡15 g，当归15 g，赤芍15 g，苍术15 g，郁金10 g，泽兰15 g，益母草15 g，香附10 g，牛膝15 g，甘草6 g。7剂，每天1剂，水煎服。

患者服中药3剂后行经通畅，经量正常，血块减少，胸胁、乳房胀痛明显减轻，小腹痛消失。就诊时仍有少许经血，伴腰膝酸软、头晕、乏力、舌质淡红、苔薄白、脉弦细。证属肝肾不足，上方去益母草、香附、赤芍，加白芍15 g、菟丝子30 g、茜根15 g，7剂，每天1剂，水煎服。

患者服药2剂后月经干净，诸症明显好转，舌脉平。守上方去茜根继续治疗14剂。1月后复诊，患者月经周期28天，色量正常，行经期5～7天，诸症消失。嘱患者保持心情舒畅，继续以理平调经汤加减治疗2个月。

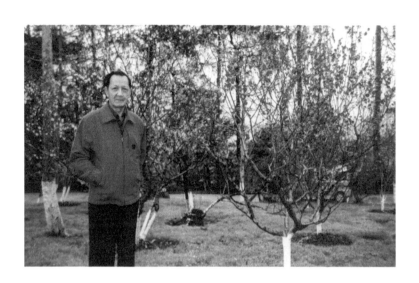

黄英儒

## 第二届国医大师候选人
## 广西名中医

　　黄英儒，主任医师，教授，第二届国医大师候选人，广西名中医，享受国务院政府特殊津贴专家，广西中医药大学创始人之一，广西中（壮瑶）医优秀临床人才及广西中医师承关系人才培养项目指导老师，获中华中医药学会成就奖。从事中医学教学、临床与科研工作60多年，是广西著名品牌"百年乐"的发明者，首创"舌色标值客观定量舌诊法"，研制国内首台舌象诊断仪，倡导"法于自然胜于自然"的养生之道，成功开发适合南方地理环境气候的保健凉茶"华夏凉茶"系列，创抗衰老的名方"复方扶芳藤合剂"及养生延年的协定方"万代春"，著有《中药临床择优手册》《跟名老中医学舌诊》《500味中药临证精要——名老中医黄英儒用药经验》等著作。

### 名医验方

　　【方名】止得咳。

　　【组方】射干15g，荆芥10g，桔梗10g，白前10g，紫菀10g，枇杷

51

叶10 g，青天葵15～20 g，龙脷叶15～20 g，黄芩6 g，大青叶15 g，甘草3 g。

【功效】清热解毒、止咳化痰。

【主治】感冒发热、头痛、喷嚏、急慢性支气管炎、肺炎咳嗽、喉炎。

【方解】龙脷叶味甘、淡，性平，入肺经，清热化痰、止咳平喘；射干味苦，性寒，归肺经清热、消痰、利咽，共为君药。桔梗辛散苦泄，归肺经，善于开宣肺气、祛痰利气；白前味辛甘，性平，长于降气化痰，两者协同，一宣一降，以复肺气之宣降，增强君药宣肺止咳之力；黄芩清肺泻火，共为臣药。青天葵清肺止咳、散瘀消肿；枇杷叶清肺止咳，又能祛痰、平喘；荆芥、薄荷疏风解表，以祛在表之邪，又能利咽；柴胡和解表里，退热，均为佐使之用。诸药合用，使上焦风热得以疏散、肺气得以宣降则咳嗽止。

【加减】咳初期可加浙贝母10 g；顽咳久咳加百部10 g；咳而带喘加麻黄5 g、紫苏子10 g；痰盛加茯苓20 g、半夏10 g；并发气喘者可加入吉祥草20 g；有气肿者加水松枝30～40 g；胸腔积液者加葶苈子15 g、大枣10 g、茯苓20 g。

## 验方医案

宣某，男，55岁，2014年9月3日初诊。患者反复咳嗽5年，再发加重2个月，经用西药治疗效果不明显。症见咳嗽痰多，色黄，无咳血，无发热恶寒，纳呆乏力，小便色黄，便秘，舌淡苔略黄厚，脉细。有慢性阻塞性肺疾病（COPD）病史，常因外感而致咳嗽反复发作，此为COPD急性加重期。中医辨为脾虚痰热久咳。处方：射干15 g，荆芥10 g，桔梗10 g，白前10 g，紫菀10 g，枇杷叶10 g，青天葵15～20 g，龙脷叶15～20 g，黄芩6 g，大青叶15 g，甘草3 g，党参25 g，茯苓30 g。每天1剂，水煎，分2次内服。服药1个月病情日渐改善，体质逐渐恢复，最终久咳得到有效控制。至翌年冬至，病未再发。

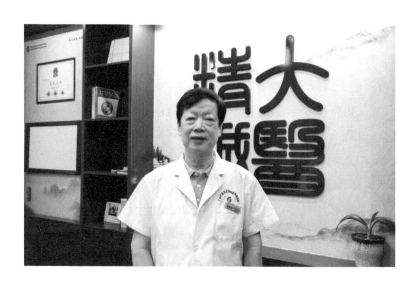

黄有荣

全国老中医药专家学术经验继承工作指导老师
广西名中医

黄有荣，二级主任医师，硕士研究生导师，第五批全国老中医药专家学术经验继承工作指导老师，第二届全国中医骨伤名师，广西名中医，广西中医药大学附属瑞康医院大骨科顾问、骨伤学科学术带头人。曾任广西中医学院第二附属医院（现广西中医药大学附属瑞康医院）副院长、骨伤科主任，广西中医药大学中西医结合研究所所长，广西中医药学会骨伤科分会主任委员，广西国际手法医学协会理事长。从事骨伤科临床医疗工作46年，擅用中医整治体系与现代医学技术相结合诊治颈、肩、腰、腿痛，髋、膝关节炎（痹症）等，骨关节病围手术期的中医治疗与康复，中药促进骨折愈合的临床观察研究。获首届中国百名杰出青年中医奖，获省部级科学技术成果2项、厅级科研成果7项，国家实用新型发明专利1项。发表学术论文40多篇，作为主编或副主编编著学术著作6部。

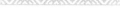

**名医验方**

【方名】芍药木瓜汤。

【组方】白芍30 g，木瓜15 g，丹参15 g，川芎10 g，白芷10 g，当归10 g，姜黄15 g，川断15 g，伸筋藤10 g，甘草5 g。

【功效】内服舒筋通络、益肝补肾、强壮筋骨。

【主治】颈、肩、腰、膝等的痹证。

【方解】白芍养血、柔肝、止痛；木瓜舒筋活络、除湿和胃；当归、丹参补血、活血、凉血、止痛；川芎活血行气、祛风止痛；姜黄活血行气、通络；伸筋藤舒筋活络；川断补肾、强筋骨；白芷祛风散寒、通窍止痛（引经药）；甘草缓急止痛、调和药性。

【加减】颈部痹证加葛根20 g；胸部痹证加瓜蒌皮15 g；腰部痹证加杜仲10 g；上肢痹证加桑枝10 g；下肢痹证加牛膝20 g、千斤拔15 g。血瘀加红花5 g、赤芍15 g；肿胀加木通15 g、茅根30 g；湿滞加薏苡仁20 g、土茯苓20 g；血虚加熟地15 g、黄精15 g；气虚加党参15 g、黄芪20 g；肾虚加山茱萸15 g（阴虚）、巴戟天15 g（阳虚）、肉苁蓉15 g。

## 验方医案

冯某，女，47岁，2020年8月10日初诊。主诉因颈肩部胀痛1年，疼痛加重伴左上肢麻痛1周。自诉2周前因连续伏案工作2天而颈部疼痛逐渐加重，伴左上肢放射性麻痛，颈前屈活动受限，颈部旋转时左上肢麻痛症状明显。查体症见颈椎生理曲度变直，C4～C6椎旁压痛，颈椎前屈10°、后伸30°、左屈60°、右屈60°，臂丛牵拉试验阳性，霍夫曼征（Hoffmann）试验阴性，四肢肌力Ⅴ级，腱反射正常，病理反射阴性；颈椎MRI显示C4～C5椎间盘髓核稍向左后方突出，颈椎退行性变。舌淡，苔薄白，舌下有瘀斑，脉弦细。西医诊断为颈椎病（神经根型）。中医诊断为颈痹——瘀阻脉络。内治以柔肝舒筋、活血通脉，芍药木瓜汤加减，处方：白芍30 g，木瓜15 g，当归10 g，川芎10 g，川断10 g，丹参15 g，葛根30 g，姜黄15 g，白芷10 g，桑枝10 g，甘草10 g。水煎服，每天1剂，共7剂。针对颈部肌肉紧张，做颈部手法分筋理筋1次。

2020年8月17日二诊，症状明显缓解，继守前方对症加减7剂。2020年9月7日随访，颈部症状基本消失，工作正常。

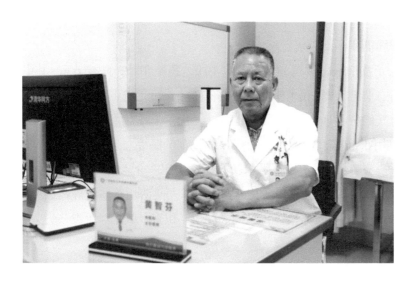

**全国名老中医**
**广西名中医**

　　黄智芬，主任医师，硕士研究生导师，第六批全国名老中医，全国（首届）中医世家名医，第二届中国中西医结合贡献奖获得者，广西中医药专家学术经验继承工作指导老师，广西名中医。兼任中华中医药学会肿瘤分会常务理事、肿瘤创新联盟常务理事、世界中医药学会联合会肿瘤外治法专业委员会副会长、肿瘤分会常务理事、中国医师协会中西医结合分会肿瘤病学专业委员会指导委员会副主任委员、中国老年学会和老年医学学会肿瘤康复分会指导委员会副主任委员、中国抗癌协会中西医整合肿瘤分会常务委员、广西南溪山医院客座教授。从医近 50 年，擅长中医、中西医结合治疗各种恶性肿瘤及内科、妇科、儿科疑难病。主持和参与科研课题 6 项，荣获广西科学技术进步奖二等奖 1 项、广西医药卫生适宜技术推广奖三等奖 4 项。发表学术论文 180 篇。

**名医验方**

【方名】健脾消积汤。

【组方】太子参30 g，黄芪30 g，白术10 g，茯苓10 g，陈皮6 g，麦芽12 g，枳壳12 g，青皮9 g，莪术10 g，薏苡仁30 g，白花蛇舌草12 g。

【功效】益气健脾、理气消积。

【主治】应用于肝癌、胃癌、食管癌、结（直）肠癌、胰腺癌、恶性淋巴瘤、乳腺癌等。广泛应用于癌症手术及放疗、化疗、介入治疗出现的恶心呕吐、食欲不振、腹胀满、腹痛、头晕、全身乏力、大便溏烂等体质虚弱证型。中医辨证属脾胃气虚毒瘀阻滞型（胃脘痛、肝积、积聚、鼓胀、脏毒、失荣、乳岩等）。

【方解】黄芪、太子参、白术、茯苓、薏苡仁益气健脾、燥湿和胃；枳壳、青皮、陈皮行痰消积、理气止痛；麦芽、莪术消食导滞、化瘀散结；白花蛇舌草清热解毒、消肿散结。太子参、白术、茯苓通过健脾益气可改善低下的免疫功能；黄芪多糖有明显促进淋巴细胞分泌白细胞介素–2的能力，能增强NK细胞、巨噬细胞等的免疫杀伤作用；黄芪皂苷具有抗肝损伤作用，能减轻肝中毒引起的病变；枳壳引气宽中、活血、补气扶正，加强散结消痞作用，增进免疫功能，抑制肿瘤生长；薏苡仁含多糖体和薏苡酯，有增强机体免疫功能、抑制瘤细胞作用并有抗病毒作用；莪术既可提高细胞免疫功能，又可直接杀伤肿瘤细胞；白花蛇舌草对小鼠和人有免疫调节作用，并能通过刺激机体的免疫系统抵抗肿瘤的生长和其他疾病的发生。诸药合用具有益气健脾、理气消积功能。

【加减】肝区胀痛加郁金12 g、延胡索10 g；腹胀满加厚朴10 g、砂仁9 g（后下）；泛恶或呕吐明显者加半夏12 g、竹茹9 g；胁下积块加牡蛎30 g（先煎）、鳖甲15 g；黄疸加茵陈12 g、泽泻15 g；肢肿加猪苓12 g、泽泻15 g；便血加仙鹤草30 g、三七粉3 g（冲服）；小便黄短加车前草12 g、白茅根30 g；体质虚弱无力加西洋参5 g（另煎）；盗汗自汗加五味子、煅牡蛎各30 g。

张某，男，45岁，2017年4月15日初诊。自诉15年前患慢性乙肝，未进行抗病毒治疗。3个月前开始出现腹胀、纳差、乏力，渐加重，未治疗。查肝功能，ALT 69 U/L，AST 56 U/L。CT检查显示，肝脏各叶比例欠协调，肝左叶明显缩小。肝S5见一低密度肿物影，大小约为7.5 cm×5.5 cm×4.9 cm，边界不清，膈前见一枚稍大淋巴结影，大小约为1.6 cm×1.0 cm。考虑诊断为肝癌、膈前淋巴结转移瘤或肝硬化。肝穿刺活检显示，（肝右叶下段肿物）肝细胞癌（Edmondson Ⅱ级）。乙肝病毒DNA阳性。就诊时诉右上腹胀痛不适、纳差、胸闷，常不自觉叹息，舌质淡，苔薄白，脉弦细。中医诊断为肝积——肝郁脾虚，瘀毒内蕴。治以健脾消积汤加减，以疏肝健脾，散瘀消毒。处方：太子参15 g，黄芪30 g，白术15 g，茯苓15 g，陈皮6 g，麦芽15 g，枳壳12 g，莪术10 g，薏苡仁30 g，白花蛇舌草15 g，郁金12 g，延胡索12 g，厚朴9 g，砂仁6 g（后下）。15剂，每天1剂，水煎，早晚分服。

服15剂后二诊，患者右上腹胀痛减轻，食量增加，但仍诉体力差，睡眠欠佳。守上方加黄精12 g、首乌藤30 g，15剂。

三诊时上症皆缓解。后守以上健脾消积汤加减服用4年多，随访至今，经复查CT、B超等，病情稳定。

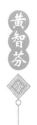

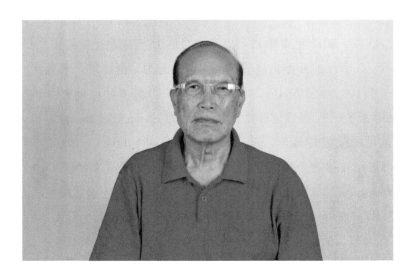

赖祥林

**全国老中医药专家学术经验继承工作指导老师**
**广西名老中医**

　　赖祥林，教授，主任医师，硕士研究生导师，第五批全国老中医药专家学术经验继承工作指导老师，全国名老中医药专家传承工作室专家，广西名老中医。曾任玉林市中西医结合骨科医院、玉林市中医医院副院长，广西卫生系列高级职称评审委员会委员等。从事中医内科临床工作60年，对肾病、胃病、肝病、中风、胸痹、地中海贫血等多种内科疾病有丰富的临床经验，尤对肾病和中风先兆等中老年疾病有独特疗效。多次出席国际性、全国性学术交流大会，获各级科学技术进步奖及著作奖10多项，获广西壮族自治区卫生厅"优秀医学科技工作者"称号、广西玉林地区行政公署授予"有突出贡献的专业技术人员"称号。发表论文160多篇，主编著作11部。

## 名医验方

【方名】虎贯茵黄清肝饮。

【组方】虎杖15 g，贯众12 g，茵陈15 g，黄根50 g，败酱草20 g，鸡骨草 20 g, 白花蛇舌草 30 g, 白茯苓 15 g, 猪苓 15 g, 白术 12 g, 柴胡 9 g, 甘草 6 g, 佛手 9 g。

【功效】清热解毒、疏肝解郁、健脾理气、利湿化瘀。

【主治】肝经郁热所致的胁痛、黄疸或乙肝、丙肝病毒携带者偏于肝胆湿热。症见两胁胀痛、口苦而干、溲黄便结, 甚则遍身发黄、疲乏无力、胃纳呆滞、尿色如茶、舌质红苔黄、脉象弦数等。

【方解】虎杖味苦, 性平, 具有清热解毒的功效, 且能利湿破瘀, 退黄止痛; 贯众味苦, 性寒, 清热解毒、散瘀, 可用于多种病毒感染性疾病的治疗; 茵陈味苦, 性平、微寒, 具有清热利湿、利胆退黄、抗菌抗病毒等功效, 为治疗湿热黄疸、寒湿黄疸等肝胆疾病的要药; 黄根味微苦、辛, 性平, 具有祛瘀生新、化湿退黄、凉血止血的功效, 常用于乙型肝炎及再生障碍性贫血等疾病的治疗; 败酱草味苦、涩, 性微寒, 具有清热解毒、破瘀止痛的功效, 常用于肝经郁热而致的急性肝炎谷丙转氨酶（ALT）、谷草转氨酶（AST）升高者; 鸡骨草味甘, 性凉, 具有清热解毒、舒肝散瘀的功效, 用于各型病毒性肝炎的治疗; 白花蛇舌草味甘、淡, 性凉, 具有清热解毒、散瘀止痛的功效; 白茯苓味甘, 性平, 具有渗水利湿、益脾和胃、宁心安神的功效; 猪苓味甘、淡, 性平, 具有利水渗湿、消肿退黄的功效; 白术味甘、微苦, 性温, 健脾益气、燥湿利水, 具有保护肝脏、防止肝糖元减少的功效; 柴胡味苦, 性微寒, 具有疏肝理气、解郁散火的功效, 用于肝气郁滞所致的肝病; 佛手味苦、酸, 性温, 理气疏肝、健胃止痛、理气而不伤阴、补肝暖胃、消胀止呕; 甘草味甘, 性平, 补脾益气、清热解毒、缓急止痛。诸药合用热清毒解、脾健肝和, 使功能复常。

【加减】兼脾气虚者加太子参 30 g、黄芪 20 g、麦芽 15 g, 以健脾益气; 兼阴虚肾亏者加生地黄 20 g、枸杞子 15 g、龟板 30 g（先煎）; 兼瘀血阻滞者加桃仁 10 g、丹参 15 g、醋制鳖甲 30 g（先煎）、生牡蛎 30 g（先煎）; 大便秘结者加生大黄 10 g（后下）; 溲短而黄者加白茅根 15 g、泽泻 30 g; 女性患者并有月经不调者合逍遥散化裁, 肝阴亏损者与一贯煎合用; 对肝功能反复异常, 表面抗原、e 抗原较长时间不能转阴者, 需坚持服药, 缓缓治之, 使肝功能恢复正常。

## 验方医案

黄某，男，36 岁，反复低热发热 1 周，皮肤黄染 3 天。患者自诉 1 周前喝酒后出现发热，体温 38 ℃，渐觉恶心欲吐，全身乏力，服用感冒药物症状无缓解，3 天前出现皮肤黄染。诊时症见恶心、厌油腻、食欲不振、全身乏力、皮肤黄染、小便黄短、右上腹压痛。患者既往体健，自述无高血压、冠心病、糖尿病等病史，无结核、伤寒等传染病史，无食物及药物过敏史。体格检查生命征正常。查体心肺未见明显异常。腹软，右上腹压痛，麦氏征呈弱阳性。脉弦数，舌红，苔黄稍腻。辅助检查，ALT 223 U/L、AST 247 U/L、HBsAg 阳性，B 超检查提示肝区回声异常。中医诊断为黄疸（阳黄），证型为湿热蕴结、肝郁气滞证。西医诊断为急性乙型肝炎。治法为清热解毒、疏肝解郁、利湿化瘀。方选虎贯茵黄清肝饮加减。处方：虎杖 15 g，贯众 12 g，茵陈 15 g，黄根 50 g，败酱草 20 g，鸡骨草 20 g，白花蛇舌草 30 g，白茯苓 15 g，猪苓 15 g，白术 12 g，柴胡 9 g，甘草 6 g，佛手 9 g，白茅根 15 g，泽泻 20 g，软肝草 15 g，肝炎草 15 g。水煎服，7 剂后患者食欲部分恢复，发热消退，小便清，皮肤仍有黄染，色淡，乏力，原方去泽泻，加沙参 15 g、麦芽 15 g，每天 1 剂，服药 1 个月后肝功能正常。

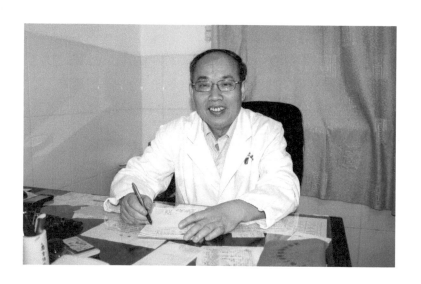

**全国名老中医**
**桂派中医大师**

蓝青强，主任医师，二级教授，硕士研究生导师，博士研究生导师，全国名老中医，桂派中医大师。曾先后担任广西中医学院（现广西中医药大学）中医内科学学术带头人，广西中医药学会常务理事，广西中西医结合学会常务理事，中华中医药学会内科分会常委，中国中医药信息研究会理事，广西壮族自治区卫生技术（中医专业）资格评审委员会委员、副主任委员，广西区医疗保健专家组成员等职务。从事中医临床医疗、教学和科研工作40多年，具有扎实的理论基础和丰富的临床经验，致力于应用中医药治疗肝病、肾病、头痛、眩晕、咳喘、肿瘤、消渴等内科疑难杂症。

## 名医验方

【方名】面瘫专方。

【组方】全蝎8g，僵蚕15g，地龙15g，蜈蚣2条，防风15g，白蒺藜15g，白芍30g，银花15g，大青叶15g，甘草6g。

【功效】息风豁痰、平肝通络、疏风清热。

【主治】面神经炎，症见口眼歪斜、眼闭不合、漱水外漏、局部皮肌麻木。病属风邪中于面部经络，为中风中络证者。

【方解】面神经炎多因感受风寒或风热使局部神经血管痉挛以致神经缺血、水肿，引起周围性面神经麻痹而发病，中医称为"面瘫""喝僻"等。方用全蝎、僵蚕、地龙、蜈蚣、白芍、白蒺藜等药平肝息风，豁痰以通络；用防风、银花、大青叶疏风清热。全方具有平肝息风、豁痰通络、疏风清热的功效。

【加减】酌加桃仁、红花以活血散结，以奏"治风先治血，血行风自灭"的功效；兼头痛者可加石决明、珍珠母、川芎；咽痛、口渴加生地、玄参、葛根；大便干结加大黄、全瓜蒌、枳壳等；风寒明显加荆芥、白芷，去银花、大青叶。

## 验方医案

李某，男，28岁，2006年11月2日初诊。主诉口眼歪斜1周。患者于1周前早晨起床时感到右侧面部肌肉酸胀，右耳根痛，闭目不全，右侧口眼歪斜，在某医院诊为面神经炎。经针灸、口服维生素、激素治疗1周，未见效果。中医刻诊为右侧面部肌肉酸胀，同侧耳根隐痛，口干舌燥，大便干结，小便短黄，无恶寒发热。症见形体肥胖、右侧面部无表情、前额无皱纹、闭目不全、眼裂增大、鼻唇沟变浅、口角下垂、舌质红、舌苔黄厚略干、脉弦滑。诊断为中风（中经络）。辨证为风邪中于面部经络，与痰瘀相合，塞滞经络。治疗当疏风清热、息风豁痰、通络止痉。治疗以面瘫方化裁，处方：防风15g，银花15g，连翘10g，大青叶15g，全蝎8g，蜈蚣4条，地龙15g，白僵蚕15g，钩藤20g，白蒺藜10g，甘草6g，大黄6g。7剂，每天1剂，水煎服。

服上药1周后复诊，诸症皆除，患者右侧面部恢复正常，无不适感，以祛风养血剂调理善后。随访半年，未再复发。此后患者赴澳大利亚读书，2008年7月因劳累受凉，面瘫复发，专程从澳大利亚回国诊治，治同上法，1周后恢复正常。

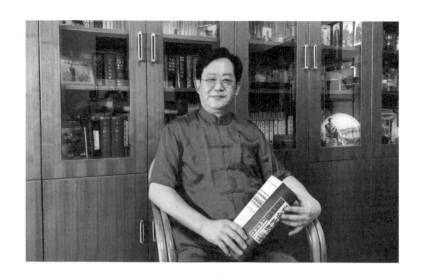

广西名老中医

雷力民，主任医师，博士，教授，研究生导师，广西名老中医，中国民族医药学会脾胃病分会理事，广西中医药学会脾胃病分会第一届委员会常委，广西医疗卫生重点建设学科学术带头人。从事中西医结合临床、科研、教学30多年，擅长脾胃病（消化系统疾病）中西医结合诊疗，尤其在胃癌前病变及胃肠道息肉的治疗上独树一帜，疗效卓著，对内科常见病、多发病的治疗疗效独特。主持和参与国家自然科学基金项目3项、广西自然科学基金项目及其他课题10多项。发表学术论文50多篇，出版著作5部。获广西科学技术进步奖二等奖1项，广西医药卫生适宜技术推广奖二、三等奖各1项。

## 名医验方

【方名】安胰方。

【组方】柴胡12 g，黄芩10 g，金银花15 g，蒲公英15 g，白芍20 g，木香10 g，生大黄15～30 g，玄明粉5～15 g（冲），甘遂末0.5～1 g（冲），红藤15 g，莪术15 g，皂角刺15 g。

【功效】清热通腑、理气止痛、活血祛瘀。

【主治】脘腹胀满作痛，痛及两胁腰背，阵阵加剧，按之痛甚，高热烦渴，大便干结，呕吐剧烈，舌质红，舌苔黄厚，脉弦沉实或滑数。血清淀粉酶升高（＞正常值上限 3 倍）。

【方解】急性胰腺炎属中医"厥心痛""胃心痛""脾心痛"范畴，有别于一般性的"腹痛""胃脘痛"等病证，其病理本质为热毒血瘀互结。安胰方集清热通腑、理气止痛、活血祛瘀之功，使腑通、热清、瘀消、毒祛，从而达到通则不痛之目的。

【加减】胃肠热结、气滞胸满加厚朴、枳实；肝胆湿热加茵陈、山栀子、龙胆草；食滞加莱菔子、麦芽、山楂。

## 验方医案

黄某，女，35 岁，2018 年 7 月 19 日来诊。患者 2018 年 7 月 18 日晚餐后出现上腹不适，呕吐，至夜 12 时，上腹部胀满疼痛、呕吐加剧，遂来急诊。检查体温 39.2 ℃、HP 25 bpm、P 110 bpm、BP 95/60 mmHg，全血细胞计数＋五分类为 WBC $19.5 \times 10^9$、N 85%、BAMY 865 U/L、脂肪酶 1600.9 U/L，上腹部 B 超检查提示胰腺弥漫性病变（急性胰腺炎改变）、肝内胆管管壁回声增强。急诊以"急性胰腺炎"收住消化内科。入院后予胃肠减压、液体复苏、抑酸、抑制胰液分泌、抗感染、镇痛、导泻等治疗。上午查房，患者脘腹胀满作痛，痛引两胁腰背，阵发性加剧，按之痛甚拒按，高热烦渴，大便干结，干呕频频，舌质红，舌苔黄厚，脉弦滑而数。证属"胃心痛"的胃肠热结，缘由饮食不节致邪阻气滞，肝胆不利，湿郁热结，热毒血瘀互结，蕴于中焦。治宜清热通腑、理气止痛、活血祛瘀、消食除胀，予安胰方加减，处方：柴胡 12 g，黄芩 10 g，金银花 15 g，蒲公英 15 g，白芍 20 g，木香 10 g，生大黄 20 g，芒硝 10 g，厚朴 15 g，枳实 15 g，红藤 15 g，莪术 15 g，莱菔子 6 g，焦山楂 10 g，炒麦芽 10 g。急症予免煎颗粒剂配方加水 300 ml 溶解后，适温，胃管注入 150 ml 药液后夹闭胃管保留。用药 1 小时后转矢气即排出燥屎，6 小时后再注入 150 ml 药液保留。用药第二次后排出大量矢气及燥屎，腹胀腹痛、高热烦渴明显缓解，情绪舒缓。次日继服上方，调整大黄、芒硝的用量，使大便保持溏便，每天 3～4 次。连服 5 天后，症状缓解，各项实验室检查指标正常，嘱饮食宜忌，调养 1 周后痊愈出院。

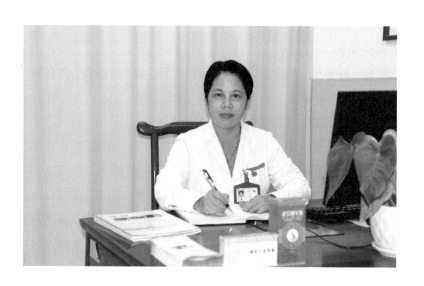

李凤珍

广西名中医

　　李凤珍，主任医师，硕士研究生导师，广西名中医，非物质文化遗产壮医药物竹罐疗法传承人，全国卫生计生系统先进工作者，中国好医生，广西壮族自治区第七次民族团结进步模范个人。现任广西国际壮医医院风湿病科主任、学科带头人，兼任中国民族医药学会风湿病分会副会长、中国民族医药学会壮医药分会副会长、中国民族医药学会外治疗法分会副会长等职。从事壮医发掘整理、临床工作30多年，致力于传承与推广壮医，擅用壮医治疗骨关节炎、痛风、类风湿关节炎、强直性脊柱炎、干燥综合征、系统性红斑狼疮、硬皮病、银屑病关节炎等风湿病及再生障碍性贫血、白细胞减少、血小板减少等血液病。主持壮医适宜技术推广项目2项，发表学术论文20多篇，主编、参编壮医著作10多部；主持各级各类课题10多项，获中国民族医药学会科学技术奖三等奖1项，获广西医药卫生适宜技术推广奖三等奖1项。

【方名】清毒伸筋汤。

【组方】忍冬藤、肿节风、救必应、青风藤、两面针、蜂房、僵蚕、鸡血藤、牛大力、黄花倒水莲、伸筋草。

【功效】清热毒、除湿毒、祛风毒、通龙路火路气机。

【主治】风湿热毒所致的关节疼痛、肿胀、屈伸不利,类风湿关节炎、强直性脊柱炎等风湿病见上症者。

【方解】肿节风味苦、辣,性平,为清热毒要药,具有通龙路火路、祛风毒、清热毒、除湿毒、消肿痛的功效;忍冬藤味甘,性寒,擅于清热毒,又能祛风毒,二药共为主药。救必应味苦,性寒,清热毒、除湿毒、消肿止痛;青风藤味甘、辛,性平,祛风湿、通经络;两面针味苦、辛,性微温,祛风活血、止痛消肿;蜂房味甘,性平,祛风攻毒、止痛;僵蚕味咸、辛,性平,祛风散结,五药协同主药增强祛风毒、清热毒、除湿毒、止痛的功效;鸡血藤味苦、甘,性温,活血补血、舒筋通络;牛大力味甜,性平,调龙路火路、补虚;黄花倒水莲味甘,性平,补气血、壮筋骨,三药补虚祛风;八药合为帮药。伸筋草为性微温之品,通调龙路火路,增强除湿毒,止痛,为带药。本方以主、帮、带合用,共奏祛风毒、清热毒、除湿毒、通龙路火路的功效,兼顾补虚而助祛风,故使热毒得清、湿毒得除、风毒得解、龙路火路疏通、关节肿痛得于消除。

【加减】年老或久病加黑蚂蚁;肿胀加土茯苓;疼痛严重或皮下结节可加田七。

验方医案

梁某,女,56岁,2016年5月6日初诊。主诉反复双手指近端指间关节肿痛1年。患者于2015年5月无明显诱因出现右手食指近端指间关节肿痛,屈伸不利,约2个月后右中指、无名指近端指间关节肿痛,伴晨僵;2016年春节前因洗冷水后上症加重,累及双手指近端关节肿痛,屈伸受限,伴口干。2016年4月到某医院就诊,检查 RF 56.2 IU/mL、ESR 27 mm/h、ANA 阳性、抗 SSA 阳性，诊断为"类风湿关节炎"，经治疗效果欠佳，遂来就诊。症见双手指关节疼痛、肿胀、灼热、压痛、屈伸不利。舌质红，苔黄腻，脉弦滑，目上龙脉脉络弯曲、红活。壮医诊断滚克（阳证——湿热型）。西医诊断为类风湿关节炎，继发性干燥综合征。壮医治法当以清热毒、除湿毒、祛风毒、通龙路火路气机。方药用清毒伸筋汤加麦冬。

1 周后二诊。患者双手肿痛无明显缓解，仍晨僵。守方加服黑蚂蚁粉每次 5 g，每天 3 次。

2 周后三诊，患者双手关节肿痛明显缓解，偶有晨僵，屈伸无异常。舌红，苔薄黄，脉弦。继续守方 15 剂。

四诊患者关节肿痛基本消失，之后定期复诊，至今病情稳定，能正常工作、生活。

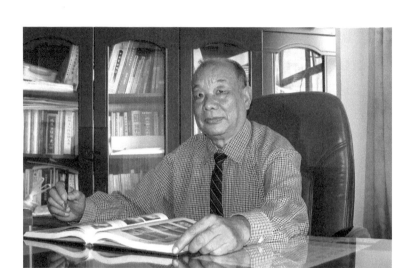

李桂文

全国老中医药专家学术经验继承工作指导老师
广西名中医

　　李桂文，教授，硕士生导师，第六批全国老中医药专家学术经验继承工作指导老师，广西名中医。曾任广西中医学院骨伤科研究所（现广西中医药大学骨伤研究所）副所长、骨伤科教研室主任，广西中医药大学附属瑞康医院骨科主任，全国高等中医院校骨伤教育研究会理事，国家人事部中国人才研究会骨伤人才分会理事，广西卫生厅医药成果评审委员会成员，广西卫生厅医疗事故鉴定委员会骨科专业组成员，广西中医骨伤科学会副主任委员，广西电化教育研究会理事等。

### 名医验方

　　【方名】逐痹方。

　　【组方】雷公藤、黄芪、当归、甘草。

　　【功效】补气活血、祛风止痛。

　　【主治】关节肿痛、活动不利或僵硬等证，如风湿性关节炎、类风湿性关节炎、强脊性脊柱炎。

【方解】本方为治疗"痹证"基本方。雷公藤为主药，具有祛风除湿、活血通络、消肿定痛的功效，现代药理研究发现其具有类免疫抑制剂的作用，但雷公藤具有一定毒性，长期服用对人体有害，特别是对肝功能有一定损害，故需定期复查肝功能。雷公藤用量在 50 g 以下，先煎 2 ～ 4 小时，一般对人体无大的影响。黄芪补气，当归补血、活血，黄芪、当归应用能补益气血，增强人体抵抗力。长期服用可以控制疾病复发或发展而达到治疗目的。

【加减】风偏盛者，疼痛游走不定或呈放射状、闪电样、涉及多个关节，加防风、羌活、威灵仙；寒偏盛者，痛有定处、剧烈，局部欠温，得热则缓，苔薄白，脉弦紧，加桂枝、细辛；湿偏盛者，疼痛如坚如裹，重着不移、肿胀不适或麻木不仁及下肢多见，苔白腻、脉濡，加茯苓、泽泻、萆薢、薏苡仁等；热盛者，疼痛剧烈，关节肿胀较明显，皮温较高，舌红苔黄，脉数或全身低热，宜加生地、地骨皮、白芍、知母；后期瘀血较盛者，关节肿大，痛如针刺，压痛明显，局部皮肤紫黯，肌肤甲错，肌肉萎缩，舌紫有瘀斑，脉弦涩，加山甲、地龙、蜈蚣、土鳖虫。

## 验方医案

黄某，男，18 岁，因腰骶部疼痛僵硬，活动不利近 2 年。患者近 2 年前无外伤等诱因出现腰骶部隐痛，休息无明显缓解，逐步出现腰骶部僵硬感，活动不利，晨起及天气变化症状明显，活动后症状减轻，伴全身酸累；无下肢放射性疼痛麻木，无伴随高热等症状。曾在当地医院就诊，诊断为强直性脊柱炎。给予消炎止痛药、中药内服、理疗等治疗，症状反复，并出现腰骶部僵硬沉重、全身酸累感；大小便正常，胃口欠佳，夜寐不安。既往无特殊病史，家族无类似病史。入院症见面色㿠白，腰部活动受限，无明显叩压痛，舌淡，苔白厚腻，脉沉缓。辅助检查，HLA-B27 阳性，ESR 65 mm/h。诊断为脊痹证——风寒湿阻、强直性脊柱炎。治则补益气血、祛风除湿。处方：雷公藤 30 g（先煎 4 小时），黄芪 30 g，当归 20 g，川芎 8 g，甘草 20 g，羌活 10 g，桂枝 8 g，茯苓 15 g，泽泻 15 g。5 剂，水煎服，每天 1 剂。配合烫疗药腰部热敷。服药 5 剂后患者症状好转，舌淡苔白，脉沉。继续服上药 15 天复诊，患者腰骶痛明显好转，但腰部仍觉僵直，以基本方继续治疗 3 个月复诊，配合保健及功能康复治疗。

李桂文

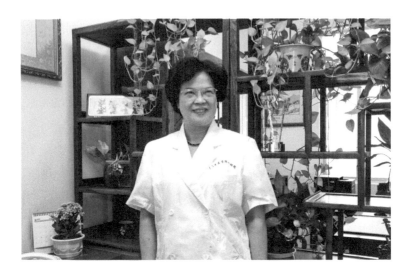

李桂贤

全国老中医药专家学术经验继承工作指导老师

　　李桂贤，主任医师，教授，第五批全国老中医药专家学术经验继承工作指导老师，获批成立全国名老中医李桂贤传承工作室。曾任广西中医药大学第一附属医院脾胃病科主任、学科带头人，广西中医药学会脾胃病专业委员会副主任委员，广西中西医结合学会消化疾病分会副主任委员。从事临床、教学、科研工作近40年，坚持以中医为主，中西医结合治疗消化系统的各种病证，尤其擅长中医脾胃病、肠道病证及肝胆疾病的诊治。先后主持及参与国家自然科学基金课题3项、省部级课题6项、厅局级课题16项。发表学术论文40多篇，出版著作5部。

## 名医验方

【方名】调气和中汤。

【组方】醋柴胡10 g，炒白芍15 g，炒白术15 g，茯苓15 g，醋香附15 g，木蝴蝶10 g，海螵蛸10 g，布渣叶15 g，砂仁6 g（后下），木香5 g（后下），炙甘草 6 g。

【功效】疏肝健脾、理气和胃、消食宽中、醒脾化湿。

【主治】肝郁脾虚、脾胃气滞证，症见面色萎黄、胸膈痞闷、脘腹隐痛、两胁胀满、嗳气反酸、恶心欲吐、神疲乏力、咽干口苦、四肢倦怠、食少纳呆、大便溏稀、脉弦或细者。临床常用于治疗慢性肝炎、慢性胃炎、胃肠神经官能症、功能性消化不良等。

【方解】柴胡和白芍疏肝理气、和胃止痛，共为君药。白术和茯苓补脾益胃、化湿和中，香附和木蝴蝶行气导滞宽中，合为臣药。海螵蛸制酸止痛，砂仁和木香芳香醒脾、化湿和中，布渣叶消食导滞、清利湿热，合为佐药。炙甘草补脾益气、缓急止痛、调和诸药，为使药。全方配伍，共奏疏肝健脾、理气和胃、消食宽中、醒脾化湿的功效。

【加减】肝郁气滞较甚者加郁金、香橼以疏肝解郁、理气和胃；肝郁化火者加牡丹皮、炒栀子以清热凉血；气滞胃痛甚者加紫苏梗、怀牛膝升降中气；食积较甚者加炒麦芽、六神曲消食导滞；湿浊内蕴者加扁豆花、厚朴健脾化湿。

## 验方医案

陈某，女，45 岁，2016 年 12 月 15 日初诊。主诉胃脘部胀痛反复 1 年多，加重 2 天。患者 1 年前无明显诱因出现胃脘部胀痛，伴纳差乏力、嗳气反酸等不适，曾多次就诊于多家医院，电子胃镜提示慢性浅表性胃窦炎，腹部 CT、彩超检查未见异常，中西医治疗后未见明显好转。近几天因情绪影响胃脘胀痛加重遂来求诊。症见胃脘部胀痛，善太息，晨起干呕，口干口苦，白天明显，咽部有异物感，时有胸闷头晕，纳寐差，二便调。舌红，苔薄白，脉弦。中医诊断为胃痛（肝胃失和）。治以调和肝脾为主，予调气和中汤加减以疏肝和胃、理气止痛，处方：醋柴胡 6 g，炒白芍 15 g，茯神 35 g，炒白术 10 g，海螵蛸 10 g，木香 6 g（后下），砂仁 5 g（后下），醋香附 15 g，木蝴蝶 10 g，葛根 15 g，苏梗 6 g，怀牛膝 10 g，炙甘草 6 g。7 剂，每天 1 剂，水煎服。

12 月 25 日二诊，患者诸症明显减轻，舌脉同前，治疗效果初显，继续服药巩固疗效，继服 7 剂后诸症消失。

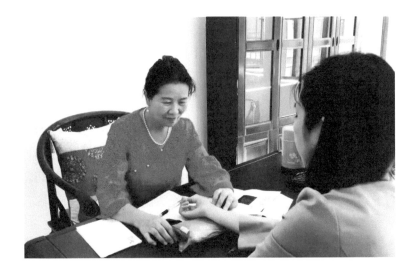

李莉

**广西名中医**
**全国百名杰出女中医师**

李莉，主任医师，教授，硕士研究生导师，全国首届国医大师、著名中医妇科名老中医专家、桂派大师班秀文教授在广西的唯一学术继承人，广西名中医，首届全国百名杰出女中医师，中国民族医药学会妇科专业委员会专家委员、副会长，广西中医妇科学会名誉主任委员。从事妇产科工作 30 多年，继承发扬导师班秀文教授的学术思想和临床经验，集名老中医经验与西医之长治疗妇科经、带、胎、产疑难杂病，尤以治疗不孕不育、月经不调、肿瘤（卵巢囊肿、子宫肌瘤、炎性包块）等为特长。主持多项科研项目并获奖。治疗不孕的专题片《双管齐下治不孕》曾在中央电视台中文国际频道（CCTV-4）播出。

## 名医验方

【方名】补肾助孕汤。

【组方】党参 20 g，黄芪 20 g，熟地 15 g，当归 10 g，枸杞子 10 g，菟丝

子 20 g，覆盆子 10 g，鹿角胶 10 g（烊化），龟甲胶 10 g（烊化），杜仲 10 g，巴戟 10 g，紫石英 15 g，炙甘草 6 g。

【功效】温肾养肝、益气补血。

【主治】肝肾亏虚、气血不足所致的不孕症、子宫发育不良、排卵功能障碍、月经失调、月经稀发、闭经等。

【方解】熟地、菟丝子、枸杞子、覆盆子补肝肾益精血；杜仲、巴戟温肾助阳；鹿角胶、龟甲胶补奇经、助冲任；紫石英暖宫助孕；党参、黄芪、当归益气补血。全方共奏温肾助阳暖宫、填精助孕的功效。

【加减】偏于阳虚，症见形寒肢冷、四肢欠温、小腹寒冷或尿频便溏者加附子、肉桂；偏于阴虚，症见咽干口燥、五心烦热、大便干结、舌红少苔者去巴戟、紫石英加沙参、麦冬；挟瘀者加桃仁、红花。

## 验方医案

张某，女，32 岁，2007 年 3 月 10 日初诊。患者婚后夫妻同居，性生活正常，不孕 2 年多。经西医检查未发现器质性病变，唯卵泡发育不良。男方精液检查尚正常。曾多处求医未果，经朋友介绍就诊。患者向来月经规则，近 1 年来月经量减少，色淡质稀，平素带下少，性欲淡漠，纳少便溏，舌淡红，苔薄白，脉沉细。首诊拟健脾和胃、养血调经，方用异功散加味。药用党参、白术、茯苓、陈皮、谷芽、麦芽、鸡血藤、山药、茺蔚子等治疗，纳食改善，精神转佳，继用上方随证加减出入，调理半年后受孕，顺产一男婴。

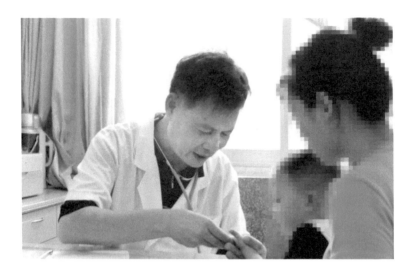

李谱智

全国老中医药专家学术经验继承工作指导老师

广西名老中医

　　李谱智，主任医师，第五批全国老中医药专家学术经验继承工作指导老师，广西名老中医，广西中医儿科专业委员会副主任委员。从事临床工作50多年，临床经验丰富，治学兼收并蓄，善于继承前人经验，并结合自己的临床实践加以创新提高，认为气候、环境、生活条件改变，疾病的病因病机也会改变，疾病没变，病机变了，治疗就要"知恒达变"，"恒"是辨证论治的方法，"变"是随病因病机变化而出现症状的改变以及治法方药的改变，只有认识到这一点，才会取得良好临床疗效。

## 名医验方

【方名】加减乌梅丸。

【组方】乌梅15g，干姜6g，白芍18g，甘草6g，黄连4g，党参15g，桂枝8g，细辛2g。

【功效】平调寒热、缓急止痛。

【**主治**】寒热互结腹痛。

【**方解**】乌梅味酸，性平，能生津润燥，因此养肝柔肝泻肝，为君药。党参益气健脾，助脾运化功能，能补脏腑之虚；桂枝、细辛、干姜补火助阳，温通经络，散寒止痛；黄连味苦能坚阴，性寒可清肠道湿热；白芍配甘草，即为芍药甘草汤，能养血柔肝、止痛。全方酸甘合用以补虚缓急止痛，酸苦合用能开泄清热，辛苦合用能升阳补火、温中止痛、通腑降气、开泄郁结而止痛。

【**加减**】呕吐加生姜、半夏；腹泻加苍术、葛根；嗳气返酸加枳实、厚朴；纳差加山楂、麦芽、神曲；发热加柴胡、黄芩。

## 验方医案

易某，男，7岁，2012年9月13日初诊。主诉腹痛反复2年，再发2天。患儿2年前开始反复出现腹痛，以脐周为主，阵发性隐胀痛，多次在外院治疗，腹痛稍减轻，但起居饮食不慎又易发作，1～2月腹部疼痛1次，2天前再次出现腹周脐痛为阵发性疼痛，受凉加重，得温得按则舒，纳眠二便均正常。既往体健，无过敏史。体格检查腹平触软，无胃肠型蠕动波，胆囊点无压痛，墨菲征阴性，麦氏点无压痛，肠鸣音活跃，6～8次/分。舌淡红，有齿痕，苔黄根腻，脉弦无力。2012年2月18日在当地医院B超检查提示肠系膜淋巴结肿大。中医诊断为腹痛，证候诊断为脾胃阳虚、阴寒内盛、肠道蕴热。西医诊断为儿童功能性腹痛。中医治法为寒热并用，调和胃肠。用乌梅丸加减治疗，处方：乌梅15 g，干姜6 g，白芍18 g，甘草6 g，黄连4 g，党参15 g，桂枝8 g，细辛2 g，黄芩5 g。4剂，每天1剂，水煎分多次服。

1周后复诊，患儿腹痛服药后已除，继续服药，以求断根。断续服药1个多月，后未见腹痛发作，B超复查提示腹腔肿大淋巴结已经恢复正常。

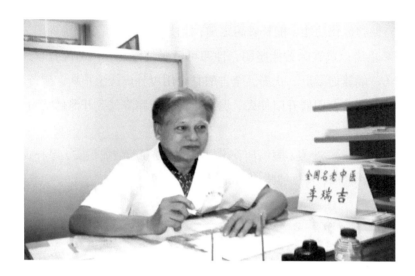

李瑞吉

**全国老中医药专家学术经验继承工作指导老师**

　　李瑞吉，全国老中医药专家学术经验继承工作指导老师，享受国务院政府特殊津贴专家，广西优秀医学科技工作者。曾任广西中医学院（现广西中医药大学）第一附属医院副院长，广西干部医疗保健专家组专家，广西壮族自治区第五届政协委员、第六届政协常委，广西壮族自治区第八、第九届人大常委会委员，广西壮族自治区人大教科文卫委员会委员，中华中医药学会肛肠分会理事，广西中医药学会肛肠分会主任委员，《广西中医药》杂志编委等。从医 50 多年，先后在外科、骨伤科、内科从事临床实践，以广西道地药材组成方剂治疗咽喉炎、气管炎、肺炎、风湿病、胃肠炎、慢性肝炎、慢性胃炎、淋巴结结核等取得良好的疗效，应用中西医结合治疗肛肠病，治愈率高。

## 名医验方

【方名】玄珠断红饮。

【组方】玄参 15 g，紫珠草 15 g，生地 15 g，火麻仁 15 g，枳壳 10 g，地榆 12 g，甘草 5 g。

【功效】清热通便、凉血止血。

【主治】内痔出血、肛肠术后大便干结引起的大便滴血呈鲜红色，便血量多。

【方解】本方以玄参凉血清热、紫珠草凉血止血为主药，生地清热凉血、火麻仁润肠通便为臣药，枳壳行气宽肠、地榆凉血止血为佐药，甘草和解诸药为使药。全方共奏清热凉血、润肠通便的功效，用于治疗肠燥便结的便血，功效显著。

【加减】习惯性便秘，数日一行者可加番泻叶 3 g、郁李仁 10 g，服用 1 ～ 2 剂，大便通畅后减去攻下药。

## 验方医案

谢某，女，32 岁，3 天来大便干结，便滴血，鲜红，量约半小杯，肛门不痛，便时肛门有肿物脱出，可自行还纳，无恶寒发热，无腹胀腹痛，纳寐可，小便调，舌质红，苔黄，脉数。视诊见肛缘外平整，指诊未及肿物和硬结，退出后指套无染血；镜检见肛内 3、7、11 时位齿线上黏膜隆起呈中指头大，呈紫红色，其中 3 时位黏膜糜烂易出血。诊断为二期内痔出血（热结肠燥）。治则为凉血止血、润肠通便，方用玄珠断红饮加减，处方：玄参 15 g，紫珠草 15 g，生地 15 g，火麻仁 15 g，枳壳 10 g，地榆 12 g，甘草 5 g，防风 10 g。3 剂，水煎服，每天 1 剂，分 2 次温服。

3 天后复诊，患者诉服药后次日便未成形，便血停止，再服 2 剂巩固疗效。

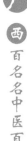
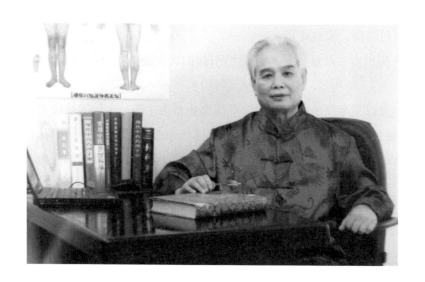

李廷冠

全国老中医药专家学术经验继承工作指导老师
桂派中医大师

李廷冠（1940—2017），主任医师，教授，硕士研究生导师，第三批全国老中医药专家学术经验继承工作指导老师，桂派中医大师。从事中医外科临床、教学、科研工作50多年，在诊治外科感染、乳房疾病、甲状腺疾病、泌尿男性病、周围血管疾病等领域具有丰富的临床经验。曾任中华中医药学会中医外科学会顾问，中华中医药学会乳腺病防治工作委员会委员，中华中医药学会中医外科学会甲状腺专业委员会委员，《广西中医药》《广西中医学院学报》编委会委员。发表多篇学术论文，主编教材《中医外科杂病学》。

## 名医验方

【方名】乳腺康胶囊。

【组方】柴胡、茯苓、白术、当归、白芍、香附、郁金、延胡索、丹参、玄参、枸杞子、淫羊藿、鹿角霜、生牡蛎、海藻、昆布、甘草。经科学加工成颗粒，装入胶囊。每粒装 0.33 g，相当于生药量 0.66 g。

【服法】每次 4 粒，每天 3 次，用温开水送服。1 个月经周期服用 20 天（行经期停药）为 1 个疗程，必要时继续服用 1～2 个疗程。

【功效】疏肝理气、调和冲任、活血化痰、软坚散结。

【主治】乳腺增生（乳癖），乳房异常发育症（乳疬）。

【方解】柴胡、香附、郁金、延胡索疏肝解郁，行气止痛；当归、白芍、丹参活血养血，柔肝止痛；淫羊藿、鹿角霜温补肾气；枸杞子、玄参滋补肝肾，调理冲任；白术、茯苓健脾补中，燥湿化痰；海藻、昆布、生牡蛎咸寒化痰，软坚散结；甘草调和诸药，并增强海藻化痰散结的作用。诸药为伍，共奏疏肝理气、调和冲任、活血化痰、软坚散结的功效。

【加减】乳腺肿块坚硬者加三棱、莪术；痛经、月经有瘀块者选加桃仁、红花、益母草、赤芍；乳头溢液者加白花蛇舌草、墨旱莲、牡丹皮；失眠多梦者加酸枣仁、首乌藤；胃纳欠佳者加神曲、麦芽等。

## 验方医案

黄某，女，38 岁，已婚已育，2007 年 1 月 9 日初诊。患者双侧乳房发生肿块并经常胀痛 2 年多，伴心烦易怒，睡眠欠佳。检查左乳内上象限扪及一大小约为 3 cm×4 cm 的结节状片块型肿块，质韧硬，可活动，边界欠清，无粘连，轻度压痛；右乳外上象限扪及一大小约为 3 cm×4 cm 厚片块型肿块，质韧软，可活动，边界尚清楚，无粘连，压痛；双侧乳头无溢液，腋下未触及肿块。舌红，苔薄黄，脉弦。乳腺 B 超检查提示双乳腺小叶增生。西医诊断为乳腺增生。中医诊断为乳癖（肝郁痰凝）。予乳腺康胶囊治疗 2 个疗程，肿块消散，疼痛消失，心情平和，睡眠良好，胃纳正常。停药观察 3 个月未见复发，临床治愈。

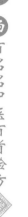

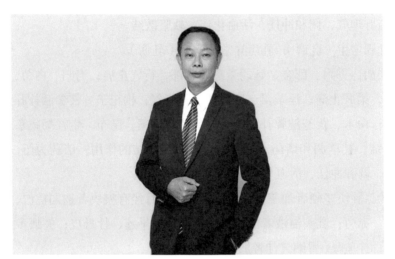

李伟伟

## 广西名中医

　　李伟伟，主任医师，教授，博士生导师，广西名中医，国家区域（华南）中医儿科诊疗中心主任，国家卫生健康委员会和国家中医药管理局临床重点中医专科儿科负责人，全国优秀中医临床人才，广西中医药大学第一附属医院儿科主任、儿科教研室主任、学科带头人，中华中医药学会儿童紫癜、肾病协同创新共同体委员会副主席，全国中医药高等教育儿科教育研究会副理事长，广西医师协会儿科分会副会长。从事儿科医、教、研30多年，擅长肺肾系疾病与免疫相关性疾病的诊治和儿童体质的调理。以"为婴童继绝学，为孺子谋福祉"的行医信念，形成"中立儿安""稚阳易损""纯阳易生""风生诸证""从阴火论治小儿肾病综合征"等重要学术思想，大力推进经方婴童化的发展方向。主持及参加承担国家级科研课题5项、省厅级科研课题10项，发表论文40多篇。

【方名】宣白散。

【组方】麻黄、杏仁、炙甘草、橘红、法半夏、茯苓、细辛、射干、南山楂、炒麦芽、山药。

【功效】疏风宣肺、化痰止咳。

【主治】风痰犯肺所致的咳嗽或小儿咳喘证。

【方解】麻黄味辛，性温，辛则入肺，温则散寒，质地体轻中空，轻轻上浮，功擅宣发，具有疏散风寒、宣肺平喘的功效；杏仁味苦泄降，性温发散，专入肺经，既有下气平喘止咳的功效，又有疏散肺经风邪、宣滞化痰之能，长于肃降；麻黄、杏仁配伍一宣一降，恢复肺气之宣降；炙甘草味甘，性平，合麻黄辛甘发散而解表，合杏仁止嗽化痰而利肺。三药合用有宣肺解表、开郁启闭的功效，使邪有所去，为君药。橘红、法半夏、茯苓起燥湿化痰、理气和中的功效，使痰无由生，为臣药。细辛、射干合用，一温一寒，一宣一降，共起通窍、利咽喉的功效，共为佐药。南山楂、炒麦芽、山药合用有健脾消食的功效，为使药。

【加减】咽红痰多加牛蒡子、浙贝母；鼻塞加石菖蒲；大便干加莱菔子；咳甚气喘加葶苈子、紫苏子、大枣。

验方医案

杜某，女，3岁，2017年6月4日初诊。患儿咳嗽3天，有痰不会咳出，夜间咳多，咳剧时干呕，鼻塞，流黄浊涕，无发热，汗少，纳差，寐欠安，大便干结呈羊屎状，小便调。查体可见精神可，面色少华，咽稍红，扁桃体未见肿大，双肺呼吸音粗，未闻及干湿性啰音，心音有力，心律齐，未闻及杂音，腹平软，舌淡苔白，脉浮。诊断为咳嗽——风寒夹痰证。予以宣白散加减，处方：麻黄6g，杏仁6g，细辛3g，法半夏8g，茯苓10g，橘红6g，炙甘草6g，射干8g，山药15g，南山楂10g，炒麦芽10g，莱菔子10g，辛夷6g。5剂，水煎服，每天1剂，饭后温服。5剂药后痊愈。

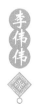

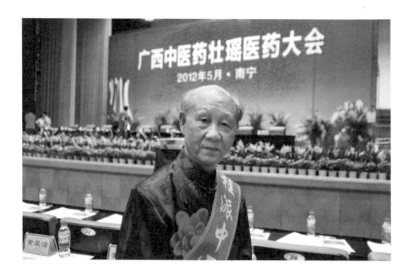

李锡光

全国老中医药专家学术经验继承工作指导老师
桂派中医大师

　　李锡光，教授，主任医师，硕士研究生导师，全国老中医药专家学术经验继承工作指导老师，桂派中医大师，享受国务院政府特殊津贴专家。历任广西中医学院（现广西中医药大学）第一附属医院心内科主任、大内科主任、中内教研室主任。曾任广西中医药学会内科分会主任委员，中华中医药学会广西分会中医心脑病专业委员会主任委员，国家药监局药品审评委员会药品审评专家及中药品种保护审评委员会审评委员。长期从事中医内科临床、科研及教学工作，擅长老年心血管疾病的治疗，自拟方"养心通脉饮"用于治疗心血管病屡获良效。发表学术论文20多篇，参与多项科研项目，其中"失笑滴丸的研制"项目获广西医药卫生科技进步奖二等奖。

### 名医验方

【方名】养心通脉方。

【组方】红参10 g，黄芪20 g，麦冬10 g，五味子10 g，玉竹10 g，白芍

15 g，白术 10 g，丹参 15 g，赤芍 15 g，当归 15 g，檀香 3 g（后下），木香 3 g（后下），桂枝 10 g，炙甘草 10 g。

【功效】益气养阴、活血祛瘀、理气止痛。

【主治】冠心病心绞痛，气阴两虚、瘀阻心脉证。症见心胸隐痛或灼痛，时作时休；心悸怔忡，气短乏力，心烦少寐，口舌干燥，盗汗或自汗；舌质红而有瘀斑瘀点、少津，苔少或剥；脉细数，或结或代。

【方解】方中红参大补元气，气行则血行，气滞者畅，血瘀者通，痰浊者化；黄芪，补中益气，护卫固表，为补气的要药，参芪相伍，则甘温益气之力更强，同为君药。麦冬归肺、胃、心经，具有养阴润肺、益胃生津、清心除烦的功效；五味子归肺、心、肾经，有敛肺滋肾，益气生津，养心敛汗的功效，与参芪、麦冬合用，有酸甘化阴之意，是为臣药。红参、麦冬、五味子三药合用即"生脉散"。生脉散合黄芪益气之力更强，有益心复脉的作用。玉竹养阴润肺，益胃生津；白芍功能养血和营，敛阴止汗，柔肝缓急止痛，两药合用，可佐助上药的功效。然瘀阻心脉，必以活血祛瘀以通之，故方中再以丹参、赤芍、当归活血祛瘀，通脉止痛。木香、檀香、桂枝之用，其意有三，一是芳香温通、行气止痛及解痉止痛；二是芳香温通，可加强活血祛瘀药的功效；三是在参芪等滋补药中，少佐木香、檀香、桂枝等芳香行气温通之品，使补中有行，可免除滋补药的滋腻重滞，以增强疗效。以上各药合用，能在各个方面佐助君臣诸药的功效，故共为方中佐药。甘草甘平，益气健脾，调和诸药，功兼佐使。以上诸药合用，共奏益气养阴、活血祛瘀、理气止痛的功效。

【加减】痰瘀同病者治当用益气化痰祛瘀法。痰瘀相关，气虚—生痰—成瘀，相互影响，气虚为本，痰瘀为标，在冠心病痰瘀相关理论的基础上，针对南方患者多为气虚痰瘀交阻的病理特点，临证时多益气化痰祛瘀，常在养心通脉饮中加入温胆汤痰瘀同治。兼见心脉绌急者加用芳香温通法。"寒气客于脉外则脉寒，脉寒则缩踡。缩踡则脉绌急，绌急则外引小络，故卒然而痛，得炅则痛立止。"不仅阐述了心脉绌急致胸痹心痛的病因病机，还明确了胸痹心痛缓解的方法："得炅则痛立止。"这是芳香温通法治疗心脉绌急致胸痹心痛的理论依据，临证常在养心通脉饮中加入川芎、白芷、元胡等治疗心脉绌急者。

**验方医案**

凌某，男，80 岁，2006 年 3 月 11 日初诊。患者反复胸闷、胸痛 1 年，加重 1 周。自诉 1 年前开始反复发作胸闷、胸痛，伴后背部放射痛，安静休息及活动时或情绪激动时均出现，含服"速效救心丸"症状可缓解，到医院做心电图检查提示窦性心律、ST-T 改变，遂诊为"冠心病""心绞痛"，予"血脂康""血塞通"等中药治疗。2006 年 1 月 7 日到广西壮族自治区人民医院进行冠脉造影检查，显示左冠状动脉前降支近端局限狭窄 50%，远端狭窄 60%～70%，予长期服用"立普妥""倍他乐克""拜阿司匹林"等药治疗，但胸闷、胸痛反复发作，因患"青光眼"不能服用硝酸酯类药物，遂求治于中医。诊见胸闷、胸痛时作时止，并向肩背部放射，痛甚则汗出，动则尤甚，乏力，纳呆，夜寐差，二便尚调。既往有"青光眼"病史 5 年。体格检查，BP 98/60 mmHg，神清，精神差，消瘦，心界不大，HR 68 次 / 分，律齐，各瓣膜听诊区未闻杂音，双下肢无水肿。舌质红，苔薄白，脉沉细。心电图检查提示窦性心律、ST-T 改变。中医诊断为胸痹心痛——气阴两虚挟瘀。西医诊断为冠心病、稳定型心绞痛及青光眼。治疗当益气养阴、活血化瘀，处方：党参 30 g，黄芪 20 g，麦冬 10 g，五味子 10 g，玉竹 15 g，白术 10 g，白芍 10 g，赤芍 15 g，木香（后下）6 g，丹参 15 g，檀香（后下）3 g，炙甘草 15 g。6 剂，水煎服，每天 1 剂。

2006 年 3 月 17 日二诊。患者服药后症状稍减，但仍于活动后出现胸闷，胸痛发作 1 次，伴乏力、汗出，夜寐欠佳，二便调。舌质红，苔薄白，脉沉细。仍属气阴两虚挟瘀之胸痹证。治法同前，守上方加酸枣仁 15 g、夜交藤 15 g。6 剂，每天 1 剂，水煎服。

2006 年 3 月 23 日三诊。患者服药后一周无胸闷、胸痛发作，汗出减少，但仍乏力，寐差，纳可，二便调，舌脉同前。证治同前，前方有效。守原方 10 剂，每天 1 剂，水煎服，以巩固疗效。

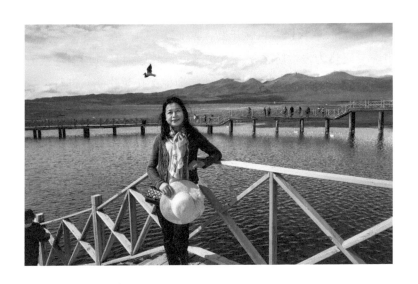

广西名老中医

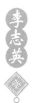

李志英，主任医师，广西名老中医，首批广西中医药专家学术经验继承工作指导老师，广西中医药学会理事，广西中西医结合学会心血管病分会副主任委员，广西医师协会高血压专业委员会常委。长期从事内科医疗及教学、科研工作，从医30多年，在老年冠心病治疗上采用"益气通阳、化痰逐瘀"法，对高血压病采用"平肝风、清胆火、化痰浊、补肝肾"法，提出肺胀病养阴化痰法、心悸病解郁定搏舒肝宁心等学术思想，创制治疗肺系疾病、心系疾病系列方，临床应用疗效显著。主持和参与多项省、厅、市级课题研究，发表论文20多篇。

## 名医验方

【方名】养阴化痰汤。

【组方】沙参 15 g，麦冬 15 g，玉竹 12 g，天花粉 12 g，扁豆 15 g，川贝母 10 g，瓜蒌仁 12 g，陈皮 10 g，甘草 6 g。

【功效】养阴化痰、止咳平喘。

【主治】慢性中医肺系疾病阴虚痰热证，症见咳嗽痰黄黏，或喘息、口干便结、舌红少苔或剥脱或与根苔黄腻并见、脉细数者。

【方解】阴虚夹痰热为慢性肺系疾病常见证候，其原因是过用温化或清燥化痰之品耗其阴液、复感外邪后伤阴耗气或痰浊郁久化热伤阴。部分患者平素嗜烟，其辛香燥热煎灼津液，日久则成阴虚之候。而阴虚既可致虚火内生，炼液为痰，也可致气机失调，气不化湿而痰浊化生。阴虚与痰热互为因果致病势迁延。养阴化痰汤由经典名方沙参麦冬汤加贝母瓜蒌而成，方中沙参、麦冬益气养阴；玉竹、天花粉滋阴润肺、生津止咳；扁豆、甘草益气健脾培中；川贝母、瓜蒌仁、陈皮清热润肺，化痰止咳。诸药合用，共奏养阴化痰、止咳平喘的功效，且养阴润肺而不留痰、清热化痰又不伤津。

【加减】痰多色黄稠者加鱼腥草 20 g、黄芩 12 g，以清热化痰；咽干痒痛者选加青果 12 g、山豆根 5 g、木蝴蝶 6 g、桔梗 12 g，以宣肺利咽；喘息者加太子参 30 g、五味子 6 g、灵芝 10 g，以纳气平喘。

## 验方医案

徐某，女，63 岁，反复咳嗽，咳浓痰，喘息，屡经西医抗菌化痰治疗，未获显效，人渐消瘦，精神不佳，遂寻求中医治疗。就诊时患者形瘦，咳嗽频作，咳痰黄黏，喘息，口干便结，夜卧不安，舌红、干、少苔，根苔微黄腻，脉细滑数。中医诊断为阴虚痰热证。治疗当养阴化痰、止咳平喘，处方：沙参 15 g，麦冬 15 g，玉竹 12 g，天花粉 12 g，扁豆 15 g，川贝母 10 g，瓜蒌仁 12 g，鱼腥草 20 g，山豆根 5 g，陈皮 10 g，甘草 6 g。共 7 剂。

二诊时患者咳嗽好转，咳痰减少，易咳出，精神好转，便调，寐安好，舌略红，舌面润，根部黄腻苔退，脉细弦，续 7 剂。

三诊时患者咳已轻，痰已少，舌淡红，苔薄白，脉略弦。原方减陈皮、瓜蒌仁、鱼腥草，减川贝母为 6 g，加黄精 15 g、灵芝 15 g，7 剂。

服药后患者咳嗽咳痰消失，且很少发作，精神渐佳。嘱其忌辛辣、防外感、规律作息。

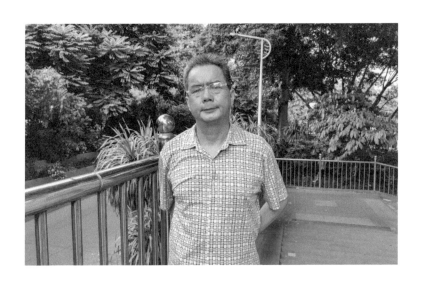

**全国优秀中医临床人才**

**广西名中医**

　　梁文旺，主任医师，教授，硕士研究生导师，全国优秀中医临床人才，广西名中医。从事中医儿科临床、教学、科研30多年，致力于中医理论和临床辨治研究，首创"小儿脱被征""儿童型脾约证""中医元素现代思维新医学思辨体系"辨治体系；总结出"小儿反复呼吸道感染多维组合序贯系统疗法""小儿乳蛾烙疗实操""小儿鼻渊三联二段疗法""厌食三联疗法"，临床中取得显著效果；提出"小儿食积为百病之源""阴升阳降是生命基本特征""阴不升阳不降是疾病基本原理""阳失输布，气不化神是自闭症的主要机制""三伏引阳消阴和三九拒阴护阳天然绝配""肝气郁结，木不吸水是性早熟的重要病机"等新的理论观点，用于指导临床获得成效。主持国家、省、院级课题7项，发表专业论文近50篇。

## 名医验方

【方名】三四方。

【组方】党参，白术，茯苓，山楂，麦芽，鸡内金，神曲，柴胡，枳实，白芍，甘草。

【功效】健脾、行气、消食。

【主治】厌食、积滞、疳积等，中医辨证属脾胃虚弱、气滞食积者。

【方解】方中党参甘温，大补元气，健脾养胃，培中扶土；白术苦温，健脾燥湿；茯苓甘淡，渗湿健脾；柴胡透邪升阳以舒肝解郁；枳实下气破结，与柴胡合以升降调气；白芍益阴养血，合柴胡疏肝理脾；山楂酸甘微温，消食开郁，消肉食积滞，麦芽甘平，消米面薯芋积滞，神曲甘温，消酒食陈腐之积，鸡内金甘平，消食化积健胃，四药合用可消一切饮食积滞；甘草甘温，益气以健脾，又可调和诸药。全方合用，可使邪去郁解滞消、气血调畅、清阳得伸、脾气复健。

【加减】脾胃蕴热加连翘、薏苡仁；大便干结加火麻仁。

## 验方医案

朱某，女，7岁，2020年5月7日初诊。患儿厌食3年多，3年来见食不贪，食后腹胀不舒，乏力少动，形体消瘦，长得慢，较同龄儿矮半个头，大便干结，4天一行。曾在区内各医院就诊，未发现肝、肺、肾及脾胃的病变，虽经治疗，但效果不显而来求医。察之消瘦矮小，面白无华，腹肌松软而胀，舌淡苔白厚腐，脉软而乏力。中医诊断为积滞，辨之为脾胃虚弱、气滞食积。西医诊断为功能性消化不良。治法为健脾、行气、消食，用三四方化裁，处方：党参10g，白术12g，茯苓10g，柴胡6g，枳实6g，白芍6g，山楂3g，麦芽6g，鸡内金3g，神曲4g，连翘6g，薏苡仁10g，火麻仁10g。7剂，免煎，用开水冲，分次服。

7天后二诊，患儿服用前3剂无反应，服第四剂后觉饿而腹胀减，大便1次，量中质较前软，服至第七剂，前诸症又减。察其苔仍厚已不腐，知其脾胃渐复。嘱咐其吃7～9成饱即可，再服7剂巩固。后以此方为主服用，每月7剂，连服半年，症状无反复。1年后见患儿，已属中等身材。

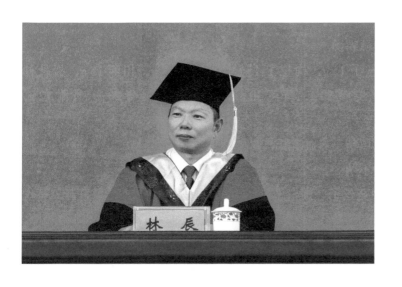

## 广西名中医
## 广西高校卓越学者

　　林辰，二级教授，博士生导师，广西名中医，广西知识产权领军人才，广西高校卓越学者，"广西五一劳动奖章"获得者。历任广西中医药大学壮医药学院院长，《广西中医药》《广西中医药大学学报》杂志编辑部主任，德国 Chinesische Naturheikunde Akademie e.V 副院长，世界手法医学联合会常务副主席，中华文化促进会康养文旅委员会副主委，中国民族医药学会科研分会副会长，中华中医药学会养生康复分会常务理事等。倡"三因"健康养生理念；临床以药食相助、针药结合为长，独创"多维联用壮医外治法"和"壮医环针法"，擅治各种奇难杂病，业专诸虚劳损、不孕不育、子宫肌瘤、乳腺病、月经病、胃痛、头痛、眩晕、失眠、带状疱疹及后遗神经痛，延缓衰老。主持国家级、省部级课题 20 多项，发表论文 100 多篇，独著《中国壮医针刺学》《壮医针灸学》，主编著作及高校教材 20 多部，获奖 10 多项，拥有专利 5 项。

## 名医验方

【方名】沃土毓麟汤。

【组方】菟丝子 15 g，枸杞子 15 g，女贞子 15 g，川断 15 g，盐杜仲 15 g，当归 15 g，党参 20 g，黄芪 30 g，柴胡 10 g，白芍 20 g，香附 12 g，川芎 12 g。

【功效】补肾填精、养血疏肝、调和阴阳。

【主治】女子不孕。

【方解】方中菟丝子、枸杞子、女贞子皆入肝肾二经，补益肝肾，菟丝子补肾阳益肝阴，枸杞子、女贞子补肝肾、益精血，三子合用，调和阴阳，养肝益阴，充盈肾精，共为君药。辅以川断、盐杜仲补肝肾、调冲任，当归补血活血调经，因有形之血生于无形之气，重用党参、黄芪健脾益气，以资化源，使气旺血生，共奏补肾益精、益气养血、调理冲任的功效，使气血和合，冲任得充，肥田沃土待种，共为臣药。柴胡、香附疏肝解郁，香附兼能理气调经，白芍养血调经柔肝，共为佐药。川芎行气开郁，活血调经，走而不守，为血中之气药，有引经的功效，为使药。诸药合用，既能温补先天肾气以生精，又能疏肝益气培补后天以生血，使肝气条达、肾精充盈、冲任得充、肥田沃土，胎孕可成。

【加减】性欲冷淡者可加淫羊藿、肉苁蓉温肾助阳，增强性功能；腰部以下冰冷不受孕者加附子、肉桂补益命门，温肾助阳；子宫发育不良者加鹿茸、紫河车通补奇经，助子宫发育；五心烦热、舌红脉细者加龟板、知母滋肾益精；胞宫瘀阻、舌黯脉涩者加桃仁、红花活血调经；痰湿阻滞、形体肥胖、月经稀发者加二陈汤燥湿除痰。

## 验方医案

李某，女，32岁，已婚，2021年1月6日初诊。主诉自然流产清宫术后，未避孕未孕2年。患者3年前结婚，性生活规律，2019年3月孕40多天自然流产1次，行清宫术，术后未避孕，至今未孕，多方医治均未奏效，经人介绍来诊。患者13岁月经初潮，经期规律（5/28天），经量尚可，近半年经量较前明显减少，经色淡，伴腰腹酸胀，经前胸胁乳房胀痛，末次月经为 2020 年 12 月 18 日。舌淡苔白，脉细略弦。2020 年 9 月输卵管造影显示双侧输卵管通而不畅、碘油弥散局限。2020 年 11 月 27 日彩超提示子宫及双附件未见明显异常，有少量盆腔积液。2020 年 12 月 21 日查性激素提示 FSH 11.7m IU/ml。丈夫精液各项指标正常。西医诊断为继发性不孕，卵巢储备功能下降。中医诊断为不孕症，证属肝郁血虚、肾虚精亏。治则为养血疏肝，补肾填精。用沃土毓麟汤（配方颗粒）治疗，处方：菟丝子 15 g，枸杞子 15 g，女贞子 15 g，续断 15 g，盐杜仲 15 g，当归 15 g，党参 20 g，黄芪 30 g，柴胡 10 g，白芍 20 g，香附 12 g，川芎 12 g。10 剂，每天 1 剂，水冲服。

2021 年 1 月 27 日二诊。主诉 2021 年 1 月 16 日经量较前稍多，色鲜红，无明显腰酸胀，经前乳房胀痛缓解。予上方加鸡血藤 20 g，15 剂，每天 1 剂，水冲服。

2021 年 3 月 17 日三诊。患者服药后月经量稍增多，乳房胀痛明显改善，未见腰酸胀，再投上方加减，20 剂，每天 1 剂，水冲服。2021 年 5 月 24 日微信随诊，患者诉月经逾期未来，其他无不适；嘱到当地医院检查：尿 hCG（＋）。嘱如有不适随诊。6 月 6 日 B 超检查提示宫内早孕。

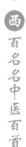

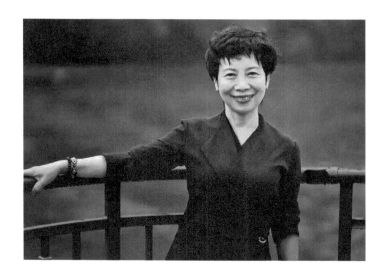

## 林寒梅

**广西名中医**

    林寒梅，主任医师，教授，博士研究生导师，广西名中医，中华中医药学会妇科分会常务委员，中国中医药研究促进会中西医结合妇产与妇幼保健分会常务委员，中联优生优育专业委员会（第二届理事会）常务理事，广西医师协会中西医妇产科医师分会主任委员，广西中西医结合学会妇科分会副主任委员，广西中西医结合妇科内镜分会副主任委员，广西中医药学会妇科分会副主任委员。从事妇产科疾病中西医结合研究及临床工作30多年，擅长运用中西医结合治疗不孕症、多囊卵巢综合征、各类内分泌失调性月经病、围绝经期综合征、盆腔炎及妇科肿瘤。主持国家自然科学基金项目2项，主持及参与国家级、省部级等各级科研项目20项，发表论文50多篇，其中SCI论文2篇，主编和参编专著、教材7部。

### 名医验方

【**方名**】林氏更年康。

【组方】白薇 10 g，山茱萸 15 g，白术 10 g，珍珠母 30 g，远志 6 g，五味子 6 g，黄芪 20 g，干熟地 15 g，麻黄根 9 g，川芎 10 g，石决明 30 g，首乌藤 15 g，浮小麦 15 g，北沙参 10 g，合欢花 15 g，煅龙骨 30 g，煅牡蛎 30 g。

【功效】滋养肝肾、育阴潜阳。

【主治】烘热汗出、心烦失眠、两目干涩、四肢酸楚、口燥咽干等绝经综合征、早发性卵巢功能不全、卵巢早衰证属肝肾阴虚者。

【方解】方中黄芪、白术、麻黄根、浮小麦益气敛阴止汗；白薇、北沙参、干熟地滋阴清热除烦；远志、五味子、首乌藤养心安神；珍珠母、石决明、煅龙骨、煅牡蛎育阴潜阳，镇静安神；山茱萸、干熟地补益肝肾；川芎、合欢花增舒郁行气、活血安神之功。诸药合用，共奏滋养肝肾、育阴潜阳、益气安神、收敛止汗之功。

【加减】头晕目眩者加用菊花、天麻清肝明目、平肝息风；阴虚明显者加用枸杞子、旱莲草滋补肾阴；气虚甚者加量黄芪。视患者情况，加用健脾、活血之品。

### 验方医案

患者，女，46 岁，反复潮热汗出、心烦失眠 3 年。2021 年 1 月 4 日初诊。患者 3 年前开始出现月经紊乱，随之出现潮热汗出、烦躁易怒，久之伴有口渴、乏力、心情抑郁、头昏耳鸣、失眠等不适，2020 年 10 月因月经紊乱、睡眠困难于外院就诊，行分段诊刮术，病理结果提示宫颈少量黏液，未见恶性细胞；宫腔单纯增生性内膜组织。因睡眠较差，入睡困难，外院予艾司唑仑片每晚睡前服用，起初效果明显，1 个月后效果逐渐减弱。现症见潮热汗出、心烦、乏力、情绪低落、食欲不振、入睡困难、易醒。舌质红，苔薄黄，舌体有裂纹，脉细数。辅助检查，FSH 30 U/L，E2 13 pg/ml，AMH 0.1ng/ml。子宫附件彩超显示子宫及双附件未见明显异常。诊断为绝经前后诸证，证属肝肾阴虚证。治以上方，每天 1 剂，分早晚温服。1 周后潮热汗出、心烦失眠症状明显缓解，再服 7 剂，乏力、口渴症状改善。此后系统调理 2 个月，身体渐渐恢复，2021 年 7 月随访，症无复发。

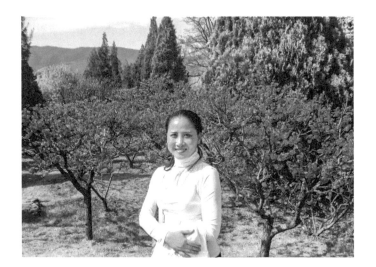

林江

广西名中医

　　林江，二级教授，广西名中医，广西特聘专家，享受国务院政府特殊津贴专家。曾任广西中医药学会青年专业委员会主任委员；现任广西中医药学会、广西中西医结合学会经方分会学术顾问，广西优生优育协会不孕不育中西医结合诊治分会技术顾问，广西中医药大学附属瑞康医院"中医名医工程建设项目"指导老师，广西名中医"林江名医工作室"指导老师，广西中医药管理局重点学科"中医妇科学"（瑞康）学科带头人。师承国医大师、中国工程院院士王琦，擅治月经病、不孕症、围绝经期综合征、盆腔炎、带下病及反复呼吸道感染等，擅长体质调理。获"全国百名杰出青年中医"称号，入选广西优秀专家。

## 名医验方

【方名】珍牡调经固冲汤。

【组方】珍珠母 30 g，煅牡蛎 30 g，海螵蛸 30 g，山茱萸 9 g，黄芪 30 g，白术 12 g，人参 12 g，升麻 6 g，甘草 6 g，阿胶 9 g，白芍 12 g，当归 6 g，蒲黄炭 12 g，鹿角霜 15 g，墨旱莲 12 g，紫珠草 9 g。

【功效】补肾健脾、固冲摄血。

【主治】崩漏、癥瘕引起的异常子宫出血。应用于功能性子宫出血，也可用于兼有"息肉""子宫肌瘤"等实质性病变引起的子宫异常出血。

【方解】珍珠母、黄芪、白术补气健脾并止血，使气旺摄血，为君药。人参、升麻补脾益气、升举阳气；煅牡蛎功专补肾，具有收敛固涩、增加止血的功效，为臣药。山茱萸、白芍补益肝肾调冲任，并能养血敛阴；鹿角霜补虚助阳固精；阿胶、当归补血调经；海螵蛸收敛止血；墨旱莲、紫珠草补肾止血；蒲黄炭化瘀止血，使血止而不留瘀，共为佐药。甘草调和药性，为使药。诸药合用，共奏补肾健脾、固冲摄血的功效。

【加减】脾肾气虚、肝血不足者用全方；阴虚明显者减人参、升麻；癥瘕症引起的异常子宫出血，止血后即停药，去珍珠母、煅牡蛎、海螵蛸、鹿角霜，视患者情况，加用化痰祛湿、祛瘀散结之品。

## 验方医案

患者，女，45 岁，有崩漏病史 10 年，阴道出血 40 多天。2021 年 1 月 5 日初诊。患者 10 年前开始出现不规律的子宫出血，需服用"宫血停"等成药才能止血。2019 年曾在某医院行诊刮术，自述结果为"子宫内膜厚""肌瘤""囊肿"，本次发病是因腰肌劳损服用"散血止痛"药，用"宫血停"等成药不能止血。现症见面色㿠白，气短懒言，情绪低落，月经垫血量多，血色红，脉弦，舌质淡，苔薄白。检查提示中度贫血。诊断为崩漏、癥瘕，证属脾肾亏虚，肝郁血瘀，冲任不固。治以上方，每天服用 4 次。

3 天后血量减少，色暗。B 超检查提示子宫增大，纵膈子宫、左侧宫腔稍强回声（息肉待排），宫颈那氏囊肿，双侧附件区囊性包块。

再服药 3 剂，血止。此后系统调理 2 个月，经量正常，身体渐渐恢复。2021 年 7 月随访，症无复发。

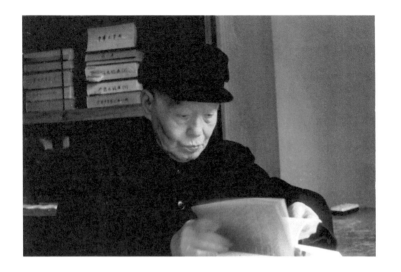

# 林沛湘

全国老中医药专家学术经验继承工作指导老师
桂派中医大师

　　林沛湘（1906—1998），首批全国老中医药专家学术经验继承工作指导老师，桂派中医大师。1956年参加广西中医专科学校（广西中医药大学前身）筹建工作，历任学校经史教研组组长、内经及中医学基础教研室主任、医史文献研究室主任，兼任中华全国中医学会（现中华中医药学会）理事、广西中医学会副会长、广西医古文研究会主任委员，是广西壮族自治区第四、第五届政协委员。1958年获卫生部继承祖国医药学成就奖，1980年获广西科技大会奖，1987年获广西科技成果二等奖。善于从肝论治，疏导气机。编有《内经讲义》《中医学基础教学参考资料》《林沛湘医案医话选》等著作。

## 名医验方

【方名】壮肝逐瘀煎。

【组方】灵芝菌30 g，黄精20 g，枸杞子15 g，当归15 g，党参20 g，黄芪20 g，绞股蓝20 g，巴戟天15 g，鳖甲30 g，土鳖虫15 g，虻虫10 g，水蛭 15 g，鸡内金 15 g，香附 10 g，田七 5 g。

【功效】壮肝逐瘀、扶正祛邪。

【主治】肝硬化、肝癌。

【方解】方中灵芝益精血、疗虚劳，合枸杞子、当归、鳖甲滋补阴血壮肝体，合党参、黄芪、绞股蓝、黄精益气健脾以治阳明。巴戟天温助肾阳、益精血。鳖甲、土鳖虫、水蛭、虻虫、田七破血逐瘀。绞股蓝能清解肝的浊毒。香附少疏肝气，合鸡内金以行补药的壅滞。合方通补相合，体用并调，集辛、甘、苦、温、寒于一炉，滋补而不腻，逐瘀不伤正，共奏滋阴养血、益气健脾、逐瘀消症、行气解毒的功效。

【加减】阴血亏损较重者多合用一贯煎；气阴两虚较重者多合用人参、太子参之类；阳虚阴寒者则用茵陈术附汤加味；至于清热解毒的药物，可酌加田基黄、虎杖、白花蛇舌草、板蓝根等。

## 验方医案

黄某，男，42 岁，1991 年 1 月 9 日初诊。患者患慢性肝炎 10 多年，近半年来病情加重，出现尿少、腹胀、目黄等症。5 个月前在某医院住院治疗 2 个多月，诊断为肝硬化并腹水。现症见腹大胀满，腹壁青筋暴露，尿少而黄，肌肤巩膜黄染，烦躁，失眠，时有牙出血，形体消瘦，面色晦暗无华，蜘蛛痣及肝掌显见。舌红，苔少，脉细弦。（1 周前）肝功能检查，ALT 77 U，TTT 12.8 U，ZnTT 15.3 U，II 26 U，TP 69 g/L。血清蛋白电泳，A 41%，α1 4.1%，α2 8.4%，β 11.2%，γ 29.3%。HBsAg（+），HBeAg（+）。B 超检查提示肝硬化、腹水、脾大。此证属肝肾阴血亏耗，水热毒瘀互结。治宜滋阴养血壮肝，逐瘀利湿解毒。予壮肝逐瘀煎加赤小豆、白术、大腹皮、田基黄、鸡骨草、虎杖等，临证增减，连续治疗 3 个月。

1991 年 4 月 13 日复诊，肝功能已基本正常，TP 66 g/L，A 35 g/L。B 超检查提示腹水已消失。黄疸、腹胀、尿少、失眠、出血、烦躁等症均缓解。面色好转，体重增加。舌质边稍红，脉弦细。病已明显好转，再予一贯煎加土鳖虫、鳖甲及田基黄、鸡骨草、虎杖等继续治疗，半年后随访，病情稳定。此后以上方加减治疗数年，前症未见复发。

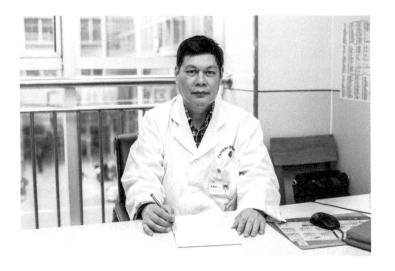

林寿宁

全国老中医药专家学术经验继承工作指导老师
广西名中医

　　林寿宁，主任医师，教授，硕士研究生导师，第六批全国老中医药专家学术经验继承工作指导老师，广西名中医。曾任中华中医药学会内科分会理事，中华中医药学会脾胃病分会常委，中国中西医结合学会消化疾病专业委员会委员，中华中医药学会广西分会常务理事、副秘书长，广西中西医结合学会消化疾病专业委员会、广西中医药学会内科分会副主任委员。从事消化系统疾病中医、中西医结合研究及临床工作近40年，对疑难性胃肠及肝胆疾病如慢性胃炎及胃癌前病变、长期腹泻或便秘、胃肠息肉、慢性肝炎及肝纤维化、肝硬化、肿瘤综合治疗后调治等有丰富的诊疗经验。主持和承担国家及省部级科研项目10多项，获授权国家发明专利2项，获广西科学技术进步奖二等奖，广西医药卫生适宜技术推广奖一、二等奖，获"全国卫生系统先进工作者"称号、广西五一劳动奖章。发表论文100多篇，主编著作10多部。

**名医验方**

【方名】安胃二号方。

【组方】苍术 10 g，陈皮 5 g，姜半夏 12 g，薏苡仁 20 g，茯苓 15 g，草果 5 g，田七 3 g，甘草 3 g。

【功效】化湿解郁、行气和胃。

【主治】慢性胃炎、胃癌前病变、功能性消化不良、消化性溃疡等，中医辨证属湿郁脾胃者。

【方解】本方以苍术燥湿健脾解郁，陈皮、姜半夏、薏苡仁、茯苓、草果等助苍术化湿解郁、行气和胃。对于脾胃久病的气血行滞、瘀血不行，田七可化瘀行滞，助前药以行气血之机。甘草调和诸药。

【加减】可酌合越鞠丸以助解郁的功效；酌加砂仁、茯苓、薏苡仁等行气导滞渗湿；酌加鸡内金、炒麦芽等消食导滞。

## 验方医案

许某，女，63 岁，2015 年 7 月 13 日初诊。患者反复胃脘部胀满疼痛 10 多年，服用中西药物治疗，效果不佳。现症见胃脘胀痛痞闷，纳差，嗳气，大便不爽，伴全身酸累、心烦少寐。舌质淡红稍偏暗，舌苔白腻，脉弦。胃镜检查提示慢性非萎缩性胃炎伴糜烂。胃黏膜病理检查提示中重度慢性炎，局部肠上皮化生及轻度不典型增生，幽门螺杆菌阴性。中医诊断为胃痛，属湿郁脾胃证。西医诊断为慢性胃炎并胃癌前病变。治宜化湿解郁、行气和胃。方用安胃二号方化裁，处方：苍术 10 g，白术 10 g，陈皮 5 g，姜半夏 12 g，茯苓 15 g，砂仁 10 g，草果 5 g，丹参 10 g，合欢皮 15 g，浮小麦 30 g，元胡 10 g，甘草 3 g。7 剂，水煎服，每天 1 剂。

7 天后二诊，患者诸症减轻，舌脉同前，继续前方 2 周。复诊时胃脘胀痛痞闷基本缓解，纳食增加，精神、睡眠改善。舌质淡红，舌苔白稍腻，脉弦。续前方加减为用：苍术 10 g，白术 10 g，陈皮 5 g，姜半夏 10 g，薏苡仁 20 g，砂仁 10 g，田七 2 g，佛手 10 g，浮小麦 30 g，甘草 3 g。后以此方为主服用半年，症状无反复。后嘱患者不间断服药。一年后复查，胃镜提示慢性非萎缩性胃炎，胃黏膜病理检查提示轻度慢性炎、局部肠上皮化生。后几年以前法间断服药至今，每年复查胃镜，均未见胃黏膜不典型增生。

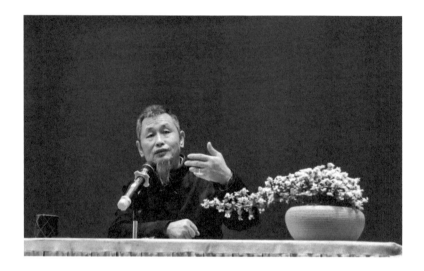

## 刘力红 ༄

广西名中医

　　刘力红，博士，广西名中医。现任北京同有三和中医药发展基金会理事长，中国非物质文化遗产保护协会中医药委员会副会长。院校教育师从陈治恒、陈亦人等，还先后师从李阳波、邓铁涛等名师，2006年拜于钦安卢氏门下，师从卢崇汉先生习医。2015年师从杨真海先生，修习黄帝内针。因著作《思考中医》，主编《中医名家绝学真传》，整理出版《黄帝内针》及长期以来不遗余力地挖掘民间优秀中医流派，弘扬传播传统文化及中医理念而蜚声海内外。著名中医药学家邓铁涛教授高度评价其对中医的贡献，赞曰："吾道不孤，后继有人矣。"

### 名医验方

【方名】单味白术汤。

【组方】白术。

【功效】补土制水、治髓溢、止骨痛。

【**主治**】髓溢病、骨刺病（骨质增生症）。

【**方解**】白术气味甘温，能补土，土实水固则骨不增生髓不溢。髓溢病、骨刺病等乃水土两系统出现问题所致，盖土能克水，即水系统的约束由土系统来完成。当土虚之时，水则泛溢，而生髓溢、骨刺诸病，症见"牙齿日长""骨质增生"等，实为土虚不能制水。故以白术来补土制水，则髓溢可控。

【**加减**】本经验方为单方。

**验方医案**

1991年接治一名跟骨骨刺患者，该患者双足跟骨均有骨刺，疼痛剧烈，以致足跟不敢落地受力，需踮起脚跟走路。因其病在骨，考虑"肾主骨"，故采用补肾之法，患者反觉痛甚，后又采用活血、除痛、蠲痹等理法方药次第投进，均无显效。

正当治疗进退两难之际，想起李时珍在《本草纲目》中引用张锐《鸡峰备急方》里的一则案例："察见牙齿日长，渐至难食，名曰髓溢病。用白术煎汤，漱服即愈。"髓溢病，乃五行中水土两系统出现问题所致，牙齿为骨之余，由肾所主，同时骨髓亦由肾所主，肾为水藏，故骨髓亦属水类。而水系统的约束由土系统来完成，即土克水，当土系统出现问题，即土虚之时，水则泛溢，因此发生髓溢，其症状表现为李时珍所记录的"牙齿日长"，实为土虚不能制水。故以白术来补土制水，用量约150 g，则髓溢可控。

这是古人治疗髓溢病的思路，而骨刺病的发生，是由于骨钙流失到骨面，形成骨性赘生物所致，这与"髓溢"实无二致。即按古法炮制，用白术煎汤，让患者浸泡足跟，每天2～3次，每次20分钟。数日后患者痛即大减，足跟能落地，坚持近1个月，病即痊愈。以之治颈椎增生（取白术研末以酒或醋调敷患处），亦有良效。

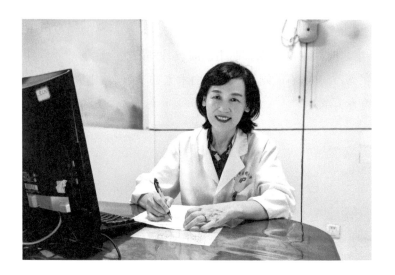

刘燕平

全国老中医药专家学术经验继承工作指导老师
广西名中医

　　刘燕平，二级教授，第六批全国老中医药专家学术经验继承工作指导老师，广西名中医，全国中医药高等学校教学名师，全国优秀教师，全国教育系统职业道德建设标兵，首届广西高校教学名师，广西八桂名师。从事中医临床、教学及科研工作近40年，擅长诊治中医内科、妇科及老年病，尤其是脾胃病、肝胆病、妇科病、咳喘病、老年慢性病和亚健康体质调理等。其学术经验强调"痰瘀郁为患，诸病由生"，主张疑难杂病从祛痰化瘀解郁论治；提倡"诸虚百病，护脾为先"，顾护脾胃为愈病养身之本；重视"老年疾病，多虚夹实"，治疗上宜虚实兼顾，不可偏颇；主张"中西结合，传承创新"，坚持理论上的相互为用、诊断上的病证结合、治疗时的综合协调。

### 名医验方

【方名】益气疏肝汤（自拟）。

【组方】黄芪35 g，白术15 g，黄精12 g，覆盆子10 g，菟丝子12 g，当归 10 g，白芍 12 g，醋柴胡 6 g，香附 10 g，川芎 12 g，大枣 10 g，炙甘草 5 g。

【功效】补气升阳、疏肝解郁、健脾和胃。

【主治】情志病、虚劳病、月经病、肝胆病、脾胃病等证属肝气虚弱、肝郁气滞、肝脾不调，兼有血虚、血瘀者。

【方解】方中重用黄芪升清阳、行血脉，为补气升阳的君药。白术、黄精益中气、运精微、补益脾气、化气生血，以强黄芪补肝气之功；覆盆子、菟丝子、当归、白芍助阳道、养肝血、敛阴精，此六药同为臣药。佐之以柴胡、香附、川芎疏肝气、解郁结、行气活血止痛，以助肝气；大枣、炙甘草养五脏、健脾胃、和百药，与上药同用为使药，可行补肝气、解肝郁、养肝血、健脾胃，且和缓持久而不滞。全方共奏补气升阳、疏肝解郁、健脾和胃之功，有效改善肝气亏虚、肝郁气滞、肝脾不调所致诸症。

【加减】情志失调重者酌加佛手、合欢花、浮小麦；心烦不寐重者酌加酸枣仁、龙齿、朱茯神；脾虚湿甚者酌加党参、山药、茯苓；脘胀气逆者酌加广木香、陈皮、姜半夏；妇女经水无常或痛经者酌加鸡血藤、三七、益母草；头晕目眩者酌加天麻、钩藤、杭菊；肾虚腰痛者酌加熟地、枸杞子、山茱萸等。

## 验方医案

韦某，女，42 岁，2017 年 5 月 21 日初诊。主诉胁胀隐痛，郁悒不乐，倦怠纳呆，遇劳加重 8 年多。患者患乙肝 10 年，曾数用柴胡疏肝散、逍遥散，收效甚微，辗转前来就诊。自述胁胀隐痛，喜揉喜按，夜寐不安，易恐善惊，时时欲哭，两目干涩，爪甲脆薄，少气懒言，口淡纳呆，神疲便溏，月经延期。面色晦暗，舌淡胖，有齿痕，苔白腻，脉弦细。查两对半为乙肝"小三阳"，谷丙转氨酶 55 U/L，谷草转氨酶 53 U/L。辨证肝气虚弱、肝脾不调证。治法为益气疏肝，健脾和胃。处方：黄芪 35 g，白术 15 g（麸炒），酒黄精 10 g，覆盆子 10 g，菟丝子 12 g，炒白芍 12 g，当归 10 g，川芎 12 g，醋柴胡 6 g，香附 10 g，茯苓 25 g，浮小麦 25 g，大枣 10 g，炙甘草 5 g。7 剂，水煎服，每天 1 剂。

刘燕平

2017 年 5 月 28 日二诊。患者服药后胁隐痛、郁悒、倦怠均减轻，纳呆，便溏，乳胀，月经推迟 2 周未至。舌脉同前，守上方加强补气活血之力。上方加党参 18 g、怀牛膝 15 g、三七粉 6 g（冲服），改白芍为赤芍 12 g，川芎加至 18 g。7 剂，水煎服，每天 1 剂。

2017 年 6 月 6 日三诊。患者服药后月经已行，纳增，眠可，但胁胀、郁闷、倦怠、目涩、便溏仍有反复。舌淡略胖，苔薄白腻，脉弦细。仍用益气疏肝方加减调理善后。处方：黄芪 30 g，党参 18 g，白术 15 g（麸炒），黄精 10 g，覆盆子 12 g，菟丝子 12 g，当归 10 g，炒白芍 10 g，醋柴胡 6 g，香附 10 g，川芎 12 g，茯苓 18 g，大枣 10 g，炙甘草 5 g。15 剂，水煎服，每天 1 剂。服药后复查乙肝"小三阳"未改变，转氨酶已降至正常（谷丙转氨酶 29 U/L，谷草转氨酶 32 U/L），临床诸症均释，能正常劳作。

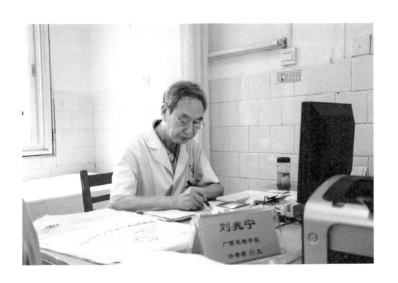

广西名老中医

刘兆宁，主任医师，广西名老中医。从事中医骨伤科工作53年，始终遵循"继承不泥古，创新不离宗"的原则，以中医为本，擅长手法整复小夹板外固定治疗各类骨折、中西医结合手术治疗各类难以固定的骨折骨病、用伊利扎诺夫外固定支架行骨缺损延长术、经皮穿刺治疗腰突症以及辨证论治伤筋等骨伤科疑难杂症。发表论文30多篇，参编《中医骨伤科治疗手法图解》。主持柳州市医学科研课题3项，均获柳州市科学技术进步奖。

## 名医验方

【方名】祛痰通络汤。

【组方】瓦楞子10 g，胆南星10 g，蜈蚣3 g，全蝎3 g，骨碎补10 g，川断10 g，当归10 g，木瓜10 g，杜仲10 g，白芍15 g，延胡索10 g，生黄芪15 g，千年健15 g，独活10 g，木通10 g。

【功效】祛痰通络、祛除顽痰、补肾通络。

【主治】腰椎间盘突出症及肾虚络瘀腰腿痛等。

【方解】腰椎间盘突出症，按其临床症状为中医"腰痛"，中医多从痰辨治。椎间盘纤维环的破裂、髓核的突出本身就意味着痰和瘀的形成。痰和瘀又导致脏腑功能失调，气血紊乱，因此顽痰内结、血瘀络脉是腰椎间盘突出的主要病机。针对病机，以胆南星苦凉配以瓦楞子咸平软坚，消瘀血散痰积；配蜈蚣、全蝎等血肉有情之品，深入络脉，次剔痼结的痰瘀，以攻通邪结；杜仲、续断、骨碎补补肾壮腰，配以当归、白芍、黄芪补血养精以固根本；千年健、独活、延胡索、木通祛风除湿，缓解肢体拘挛、麻木。诸药合用，共奏祛痰通络的功效。

【加减】痛甚者加制川乌、制草乌各10 g；痛如锥刺者加乳香、没药各6 g、三七粉3 g（冲服）；小腿痉挛者加地龙10 g、宽筋藤12 g。

## 验方医案

患者，男，43岁，1994年6月20日入院治疗。患者3年前因搬重物扭伤腰部，经治疗好转，尔后腰痛反复，遇劳即发，并向左下肢传导，腿麻，抽筋，刺痛甚于腰痛，发作时不能行走或跛行，曾多处医治效果不佳。查体发现其腰椎生理曲度变直，脊柱轻度侧弯，右侧腰肌痉挛，L4～L5椎左旁腰痛明显，叩击疼痛向左下肢传导。直腿高举试验左50°、右90°，加强试验（+），拇趾背伸试验左＜右，左跟腱反射减弱，左臀部及左下肢肌肉轻度萎缩。脉细弦，舌质淡红，根部有瘀点，舌苔薄黄。腰部CT提示L4～L5椎间盘向后方突出6 mm，L5～S1椎间盘膨出。给予祛痰通络汤加制川乌、地龙各10 g，宽筋藤12 g，三七粉3 g（冲服），并每天以中草药热熨20分钟，一周后腰痛及左下肢麻木减轻，但觉下肢乏力，遂于上方去三七粉，加白术10 g。前后共服中药22剂，热熨22次。于1994年7月6日基本治愈出院。1996年3月随访，患者腰痛及向左下肢传导基本消失，恢复工作1年多。

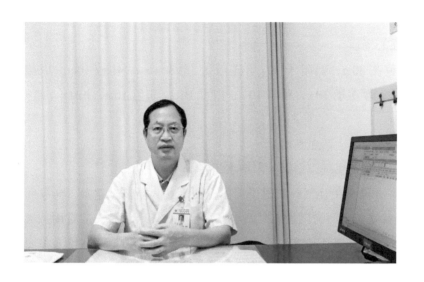

卢健棋

**广西名中医**

卢健棋，主任医师，二级教授，硕士研究生导师，博士后研究生合作导师，第二批广西名中医，广西中医药大学第一附属医院副院长。现任国家临床重点专科（中医专业）学科带头人（心血管科）、国家中医心血管临床医学研究中心广西分中心负责人、中华中医药学会心血管病分会副主任委员、世界中医药学会联合会高血压专业委员会副会长、世界中医药学会联合会急症分会专业委员会副会长、广西中医药学会心血管病专业委员会主任委员、广西中西医结合学会脑心同治专业委员会主任委员等。从事中医药防治心血管病的临床、教学和科研工作30多年，擅长中西医结合诊治心力衰竭、冠心病、高血压病、心律失常、眩晕、失眠等内科疾病，在中医药救治急危重症方面经验丰富。主持国家级及省部级课题10多项，发表学术论文130多篇，主编及参编教材、学术著作14部。

## 名医验方

【方名】强心汤。

【组方】黄芪 30 g，熟附子 10 g（先煎），党参 15 g，桂枝 10 g，川芎 10 g，丹参 10 g，葶苈子 10 g，茯苓 10 g，白术 10 g，玉竹 10 g，柏子仁 12 g（打），炙甘草 6 g。

【功效】益气温阳、活血利水。

【主治】心力衰竭属气虚血瘀、阳虚水泛者。

【方解】本方以黄芪补气，熟附子温阳，两者共为君药。党参、桂枝助黄芪、熟附子益气温阳而为臣药（血瘀水停乃因气虚阳衰所致，故重用益气温阳之品）。玉竹、茯苓配党参，乃取"人参得葳蕤而益力，葳蕤得人参而鼓勇"及"茯苓为（人参、黄芪）之使"之意，以增强黄芪、党参补气之力而治其本，此外茯苓能利水渗湿，玉竹可防过利伤阴；佐以白术、甘草健脾益气，助心气行血；丹参、川芎行气活血祛瘀，使经脉得通，血液畅行，而瘀滞可消；心主血脉的功能与心神的健旺及安宁与否有密切关系，故佐以柏子仁养心安神；再配以葶苈子泻肺利水；桂枝配茯苓可化气行水而消肿，桂枝配甘草能扶心阳以去浊阴。甘草调和药性以为使。诸药共奏益气温阳、活血利水的功效。

【加减】痰浊壅盛者加瓜蒌、薤白；血瘀较重者加用桃仁、红花；阳虚欲脱者加生龙骨、生牡蛎；腹胀、下肢肿胀者酌加五皮饮；兼见纳呆、失眠者重用茯苓，加焦三仙、远志、茯神、酸枣仁。

## 验方医案

黄某，男，78 岁，2021 年 2 月 27 日初诊。主诉反复气喘 2 年，加重 4 天。2 年前患者活动后出现气喘，心电图检查提示心房颤动、ST-T 改变。心脏彩超检查提示室间隔，左室后壁厚 9 mm，左房室增大并左室壁整体收缩运动普遍减弱，可能是扩张型心肌病；右房增大，三尖瓣、二尖瓣中度返流；左室收缩及舒张功能下降，EF 12%。胸部 CT 检查提示肺水肿、心脏增大、两侧胸腔少量积液。冠脉造影术提示前降支中段 70% 局限狭窄。西医诊断为扩张型心肌病、心功能Ⅳ级，冠心病、稳定型心绞痛、单支病变（LAD）；心律失常——持续性心房颤动。平素服用呋塞米片 20 mg qd、螺内酯片 20 mg qd、沙库巴曲缬沙坦钠片 50 mg bid、地高辛片 0.125 mg qd、琥珀酸美托洛尔缓释片 23.75 mg qd，每隔 1～2 个月常因症状加重而需住院治疗。近期患者气喘再发加重，伴夜间阵发性呼吸困难、胸闷、心慌乏力、四肢欠温、双下肢浮肿，时咳嗽，咳少量白色黏液痰，稍腹胀，不欲饮食，进食后恶心欲吐，寐差，二便调。查体，心率 112 次 / 分，血压 107/78 mmHg，房颤律，双肺可闻及湿性啰音。面色㿠白，舌质淡暗，苔白滑，脉沉结、尺弱。中医诊断为心衰——气虚血瘀、阳虚水泛证。方用强心汤加减，处方：黄芪 30 g，熟附子 10 g（先煎），党参 15 g，桂枝 10 g，川芎 10 g，丹参 10 g，葶苈子 10 g，茯苓 30 g，白术 10 g，柏子仁 15 g（打），炙甘草 6 g，茯苓皮 10 g，桑白皮 10 g。7 剂，水煎服，每天 1 剂，分 2 次温服。同时予利伐沙班片抗凝。

二诊，患者气喘较前缓解，无夜间阵发性呼吸困难，腹胀减轻，食欲、睡眠明显改善，尿量较前增多，双下肢浮肿消退，无咳嗽，舌质淡暗，苔白，脉沉细。原方去茯苓皮、桑白皮，加玉竹 10 g、焦山楂 10 g，14 剂。

患者于 2021 年 7 月 7 日因腰痛不适来诊，诉其间无气喘加重，未再住院治疗。

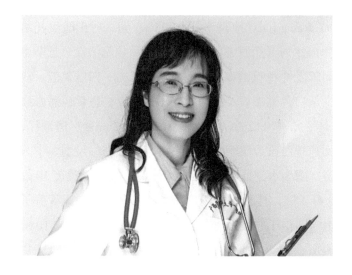

吕军影

广西名中医

　　吕军影，主任医师，硕士研究生导师，第三批广西名中医，全国名老中医药专家黄李平教授学术经验继承人，国家中医药管理局"黄李平全国名老中医药专家传承工作室"建设项目负责人，广西中医药管理局中西医结合临床重点学科带头人。现任中国民族医药学会风湿病分会理事，中华中医药学会肝胆病分会、治未病分会委员，广西中医药学会、中西医结合学会常务理事等。从事中医、中西医结合临床、教学和科研工作30多年，擅长脑病、风湿病、湿热病证、月经病等中医诊治及中医"治未病"体质调养。主持或参与多项国家级、省厅级课题，获广西医药卫生适宜技术推广奖二等奖1项、发明专利1项。发表论文50多篇，主编和参编著作3部。

## 名医验方

【方名】加味藿朴夏苓汤。

【组方】藿香、厚朴、半夏、茯苓、杏仁、薏苡仁、白蔻仁、猪苓、淡豆豉、泽泻、黄连、茵陈、山栀子。

【功效】芳香辛苦、宣畅气机、清利湿热。

【主治】（1）治湿温初起，湿热弥漫三焦，湿热并重之证。症见初起恶寒，继则身热不扬，面色淡黄或垢腻，肢体倦怠、头胀如裹或头晕、烦闷，纳呆恶心，胸闷、腹胀，口渴不多饮，大便黏滞，小便黄浊，舌质红，苔黄腻，脉濡缓或滑数。

（2）湿热内蕴之证。症见头身困重，胸闷欲吐，脘腹胀满，纳呆恶心，口干口苦，或见黄疸，大便溏烂，黏腻不爽，小便黄浊，妇女带下增多，稠浊，或有异味。舌质淡或红，舌苔白腻或黄腻，脉沉细、滑细或滑数。

【方解】方中藿香芳香化湿，厚朴、半夏苦温燥湿，茯苓淡渗利湿，使脾能运化水湿，不为湿邪所困，同为君药。杏仁宣肺降气，宣利上焦肺气，以气化则湿亦化；白蔻仁芳香化湿，理气宽中，助半夏、厚朴燥中焦脾湿；薏苡仁、猪苓、泽泻淡渗利湿，助茯苓健脾渗湿，水道通畅，则湿有去路；三者配伍可使湿邪从三焦分消，共为臣药。黄连清中焦湿热；茵陈清肝胆湿热，栀子苦寒降泄，泄三焦湿热；淡豆豉解表宣郁，助藿香芳化宣透以疏表湿，配黄连清热除烦可解表里之热，共为佐药。诸药配伍，集芳香、苦温、苦寒、淡渗于一炉，使表里上下弥漫之湿热内外双解，上下分消，具有清利湿热的功效。

【加减】湿重于热者去山栀子、黄连；脾虚者加党参、苍术、白术；大便溏烂黏腻者可加槐花、芡实；头晕或眩晕显著者可加天麻、川芎；头胀痛者可加荆芥、白芷、羌活、细辛；泛恶欲吐者加生姜、砂仁、苏梗；胸痹胸闷者加瓜蒌、薤白、桂枝；肢节酸重明显者加萆薢、防己、桑枝。热重于湿者去猪苓、泽泻，可加金银花、木棉花等加强清热解毒、利湿的作用。

### 验方医案

患者，女，30岁，因头痛2周入院。患者有反复多次外感史，2周前复感后头痛剧烈，伴发热、呕吐，曾行腰穿和头颅MRI检查，疑诊"病毒性脑炎"，予抗病毒西药治疗效果不佳。初诊症见头痛剧烈，胀重如裹，身热不扬（测体温38℃左右），微恶寒，少汗，腹胀身重，纳呆食少，倦怠神疲。

舌质红，苔白黄相兼而厚腻，脉濡数。中医辨证为头痛——湿浊内阻。治宜芳香化湿，宣通窍络，处方：藿香 15 g，厚朴 10 g，法半夏 10 g，茯苓 20 g，杏仁 10 g，白蔻仁 15 g，薏苡仁 30 g，泽泻 10 g，淡豆豉 10 g，茵陈 10 g，薄荷 10 g，白芷 10 g。水煎服，每天 1 剂，共 3 剂。

二诊，患者症见恶寒消失，时有汗出，热度有所下降，头痛胀重未减，上方去薄荷，加川芎 10 g。3 剂后身热渐退，头痛、腹胀身重明显减轻，胃口好转，厚腻苔变薄。效不更方，续进 3 剂，患者发热头痛缓解，舌苔厚腻退去，精神好转，纳食正常，舌淡红，苔薄白稍腻，脉细。

三诊，患者因再次复感，咽痛、轻咳无痰，舌尖红，加金银花 10 g，水煎服，每天 1 剂，共 6 剂，诸证痊愈。

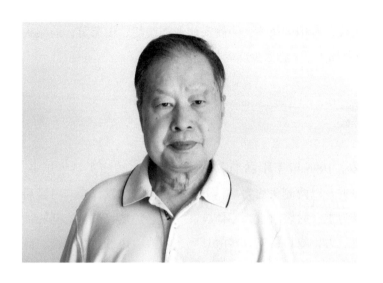

罗善佑

广西名老中医

罗善佑，主任医师，广西名老中医，广西中医药大学兼职教授。1969 年毕业于广西中医学院中医专业本科。从医 50 多年，一直从事临床治疗工作，专长于中医内科、儿科、妇科，如中医杂证、水肿（肾病）、消渴症（糖尿病）、胃痛（各种胃病）、泄泻（水泻、结肠炎）、头风（头痛、眩晕）、咳嗽、小儿疳积、发热、月经淋漓不尽、妊娠呕吐等的治疗。

## 名医验方

【方名】驯龙汤。

【组方】人参（花旗参或生晒参）10 g，桑寄生 15 g，生地 25 g，白芍 12 g，当归、羚羊角、菊花、川芎、砂仁各 10 g，珍珠母、勾藤各 20 g。

【功效】滋阴潜阳、补气益血。

【主治】气血两虚的头痛、头晕。

【方解】方中人参、生地、白芍、当归、桑寄生益气和血，滋阴养肝；羚羊角、珍珠母、川芎、菊花、勾藤平肝潜阳，息风止痛；砂仁芳香，化湿开胃。

【加减】头痛头晕甚者加白芷、蔓荆子、天麻、熟地；五心烦热者去川芎、桑寄生，加牛膝、龟板、黄柏、茯苓；两侧头痛者加柴胡、山茱萸；前额头痛者加葛根；后头痛者加羌活；心悸少寐者加麦冬、五味子。

## 验方医案

曾某，女，51岁，1996年3月25日初诊。患者反复头痛头晕半年多，近2个月头痛头晕加重。以两侧头痛为主，下午痛甚。每次发作多与月经后或烦劳有关。以头晕为主，时轻时重，心悸少寐，五心烦热，口干，恶心欲吐，食欲不振，神疲乏力，双目畏光，腰酸耳鸣，舌淡、边红、苔薄白，脉沉细弦或无力。中医诊断为头风病(虚症)。西医诊断为偏头痛、眩晕。处方：生晒参（另煎）10 g，龟板（先煎）25 g，熟地20 g，白芍12 g，天麻10 g，白芷10 g，山茱萸15 g，牛膝12 g，羚羊角（先煎）10 g，当归10 g，菊花10 g，川芎10 g，勾藤（后下）20 g，砂仁10 g，炒麦芽20 g。共10剂，每天1剂，早晚各温服1次。

连续服药10天后，患者头痛头晕症状基本消失，上述症状均减轻，舌淡红、苔薄黄，脉沉细弦。按原方去炒麦芽，加麦冬、天冬、五味子，继续服10剂巩固。

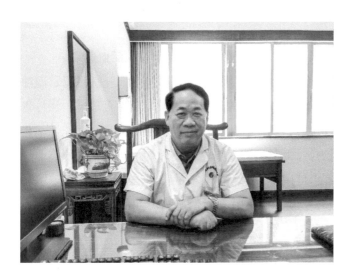

全国老中医药专家学术经验继承工作指导老师
广西名中医

罗伟生，主任医师，博士，二级教授，博士研究生导师，第六批全国老中医药专家学术经验继承工作指导老师，广西名中医。现任广西中医药大学总督学，广西一流（培育）学科中西医结合学科带头人。从事临床、教学、科研工作近40年，一直从事消化系统疾病的基础与临床研究，擅长中医药防治顽固性慢性胃炎、消化性溃疡、胃肠癌前病变、溃疡性结肠炎、慢性结肠炎、慢性肝炎、肝纤维化、肝硬化、肝癌等。对四君子汤、左金丸、逍遥散、丹参饮、枳术丸、枳实芍药散、木香槟榔丸等7个古方进行化裁，创立了中药复方"七方胃痛方"，获广西科学技术进步奖二等奖和广西医药卫生适宜技术推广奖一等奖。

## 名医验方

【方名】七方胃痛方。

【组方】人参须 6 g，白术 10 g，茯苓 10 g，炙甘草 6 g，高良姜 10 g，香附 10 g，柴胡 6 g，川芎 10 g，白芍 20 g，陈皮 10 g，半夏 9 g，黄连 6 g，吴茱萸 3 g，枳实 15 g，丹参 15 g，木香 10 g，砂仁 6 g，延胡索 10 g，郁金 10 g，当归 10 g，连翘 15 g。

【功效】健脾化湿、疏肝理气、和胃止痛、消食化积、活血通络。

【主治】胃脘痛、胃痞病，证属脾胃气虚、肝郁脾虚、肝气犯胃、湿浊中阻、饮食停滞、寒热错杂、久痛入络等证。可用于反流性食道炎、慢性胃炎、十二指肠球炎、胃及十二指肠溃病、腹泻型肠易激综合征、功能性消化不良等消化系统疾病的治疗。尤其对胃及十二指肠溃病的治疗，可提高溃疡愈合质量和降低复发率，也可用于胃癌癌前病变的治疗。

【方解】人参须、白术、茯苓、炙甘草健脾益气，为君药。高良姜、香附散寒止痛，为臣药。柴胡、香附、川芎、白芍、枳实行气解郁；陈皮、半夏、茯苓、炙甘草祛湿醒脾；枳实、白术消食化积；丹参、砂仁、木香、川芎、当归、白芍养血、活血化瘀。加郁金、延胡索，以增强理气止痛的功效；黄连、连翘与吴茱萸、高良姜寒温并用，反性相佐，辛开苦降，为佐药。炙甘草调合诸药，为使药。诸药合用共奏健脾化湿、疏肝理气、和胃止痛、消食化积、辛开苦降、活血通络等功效。

【加减】口干口苦甚者加茵陈、栀子；胃痛属肝气犯胃者加川楝子增强止痛作用；痰湿呕恶者加豆蔻；消肉积者加焦山楂；消米面者加炒麦芽善；宿食不化者加炒鸡内金；大便溏泄者加山药。

## 验方医案

刘某，男，75 岁，2018 年 1 月 4 日初诊。自述 2 年前开始反复出现胃脘部隐痛，呈胀痛，心烦与情绪不佳则痛甚，与进食无关，口干口苦，无反酸嗳气，纳欠佳，寐差，二便调，舌质暗红有瘀斑，苔白而干，脉弦。胃镜检查提示十二指肠球部溃疡。诊断为胃脘痛——肝气犯胃证兼湿热血瘀。治宜疏肝理气、和胃止痛、清利湿热兼活血通络。处方：七方胃痛方加减，柴胡 12 g，白芍 20 g，川芎 10 g，白术 10 g，香附 10 g，枳实 10 g，炙甘草 6 g，木香 10 g，丹参 10 g，栀子 10 g，黄连 6 g，吴茱萸 3 g，延胡索 10 g，川楝子 10 g。4 剂，每天 1 剂，水煎内服，分早晚 2 次温服。2018 年 1 月 8 日复诊，上述症状明显改善。守上方再服 14 天，诸症悉除。

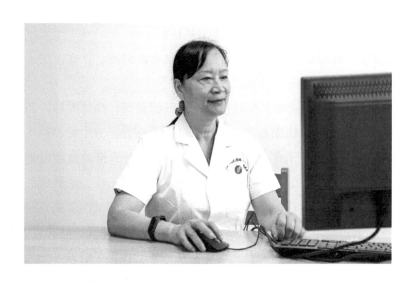

罗志娟

广西名中医

罗志娟，第二批广西名中医，国家中医药管理局重点建设专科妇（产）科学术带头人，获批成立广西名中医罗志娟传承工作室。从事中医、中西医结合妇科临床、教学、科研近 40 年。临证采用辨病与辨证相结合，强调"从肾论治兼顾肝脾与气血"，提出分期、分证、分阶段治疗的"三分法"。擅长不孕症、辅助生殖技术前后调理、夫妻同调同治、月经病、多囊卵巢综合征、早发性卵巢功能不全、卵巢早衰、绝经综合征、复发性流产、先兆流产等疾病的治疗，尤其在不孕症、月经病方面疗效显著，以其临床经验为主制定的"月经过多规范化诊疗方案"作为优势病种推广多年。主持国家自然科学基金项目及厅局级等课题 10 多项，发表论文 30 多篇，参编教材、著作 8 部。

## 名医验方

【方名】桂罗氏参补汤。

【组方】党参 10～30 g，白术 10 g，黄芪 10～20 g，补骨脂 10～20 g，

盐续断 10～20 g，山药 10～15 g，茜草 10 g，三七 3～6 g，白花蛇舌草 15～30 g，仙鹤草 10～15 g，甘草 6 g。

【功效】益气健脾、补肾固冲、佐以化瘀清热止血。

【主治】气虚证、肾虚证、血瘀证、血热证及气虚血瘀证、肾虚血瘀证等多证型合并的月经过多、崩漏、经期延长。

【方解】参补汤在举元煎基础上加减化裁，以健脾益气，补肾固冲的药物为主，加上化瘀清热之药，使瘀血去，新血安，血自归经。方中党参益气健脾，补气摄血以止血，使"有形之血生于无形之气"，并可推动血液以消瘀滞；黄芪、白术补中益气，健脾升阳；党参、白术、黄芪三药合用健脾益气培中，补气以摄血，共为君药。补骨脂能补能涩，既补脾阳又温肾阳；盐续断既可补肝肾、调冲任，又可活血化瘀；山药性平和，益肾气、健脾胃，补而不滞、滋而不腻；三药为臣，助君药健脾的功效，既体现了前人"先天生后天，后天养先天"的思想，又体现补肾为本的证治特点。配以三七止血不留瘀、化瘀不伤正，为血证良药；茜草凉血化瘀止血；此两味合用以通为补，力求瘀去血安。出血日久易滋生湿热毒邪，加用白花蛇舌草清热解毒。甘草补脾益气、调和诸药，为佐使。纵观全方，诸药合用，共奏益气健脾、补肾固冲、佐以化瘀清热止血的功效，体现"通补清消"的治法，且具有攻补兼施、虚实兼顾、祛瘀不伤正、止血不留瘀、清热不伤阴、扶正不敛邪的特点。

【加减】气虚甚去茜草加升麻升举阳气，既能引清气上升，又能扶助阳气；血瘀甚者加泽兰、路路通或益母草，以活血化瘀通经，防瘀血不去、新血不安；血热甚者则去黄芪加赤芍、丹皮；经行有块或伴下腹痛者酌加蒲黄、五灵脂；兼见腰骶冷痛者加大补骨脂、盐续断用量。

## 验方医案

陈某，20 岁，未婚，2017 年 8 月 11 日初诊。主诉月经量多 3 个多月。平素月经规律，13 岁初潮，月经周期为 5～7 天 /28～32 天，量中、色红，无血块，无痛经。近 3 月月经量较平素明显增多一半，经行 5～10 天，周期正常。末次月经 2017 年 8 月 5 日，月经量甚多、色暗红，偶有血块，伴小腹坠痛，腰酸，气短乏力，手脚冰冷，面色、唇甲苍白，现经行第七天，未净，纳寐可，二便调，舌质淡黯，苔薄白，脉沉细。否认有性生活史，无特殊既往史、家族史。查血常规、凝血四项、盆腔 B 超未见明显异常。诊断为月经过多——气虚血瘀证。治宜补气摄血、化瘀止血，处方：桂罗氏参补汤加益母草、藕节、苎麻根。7 剂，水煎服。

8 月 18 日二诊。月经服药 2 天后干净，面色、唇甲较前稍红润，仍气短乏力，纳寐可，二便调，舌质稍红，苔薄白，脉细数。处方：调经 1 号方去当归、川芎、白芍，加党参、白术、赤芍、丹皮。14 剂。

9 月 2 日三诊。患者近两天阴道出现少许血性分泌物，头晕，下腹稍坠胀，面色、唇甲较前红润，纳寐可，二便调，舌质淡红，苔薄白，脉稍滑。处方：调经 4 号方加肉桂。6 剂。

9 月 9 日四诊。患者诉服上药次日月经来潮，本月经量较上月减少 1/3，色红，有血块，无痛经。现经行第七天，将净，纳可寐差，二便调，舌脉同前。处方：桂罗氏参补汤加首乌藤、酸枣仁、赤芍、丹皮、苎麻根。7 剂。

9 月 18 日五诊。患者诉服上药 1 天经净，睡眠好转，脸色、唇甲红润，舌红苔白，脉细。处方：调经 1 号方。7 剂。按上述方案复诊调理 3 个月后，经量基本恢复正常，随访半年未见复发。

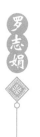

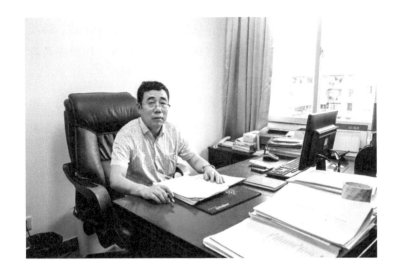

毛德文

**广西名中医**
**广西高校卓越学者**

毛德文，二级教授，广西名中医，全国中西医结合优秀青年，广西优秀专家，广西高校卓越学者，广西高校百名中青年学科带头人，广西壮族自治区卫生健康委员会"139 计划"学科带头人。从事中医肝病内科的临床、科研、教学 30 年，在国内首次完整提出肝衰竭"毒邪—毒浊"新学说，率先提出慢性病毒性肝炎重症化倾向期概念及内涵，填补了肝衰竭防控链上的至关重要的一个环节，最终凝练形成以解毒化浊为技术核心的肝衰竭全程治疗新方案，获广西科学技术进步奖一等奖 1 项、二等奖 2 项。2018 年带领医院成功获批为第二批国家中医临床研究基地，是目前广西唯一入选的国家级平台，其中慢性肝衰竭是基地的重点研究病种。

### 名医验方

【方名】解毒化瘀颗粒。

【组方】白花蛇舌草 30 g，赤芍 50 g，大黄 15 g（后下），茵陈 30 ～

50 g，石菖蒲 15 g，郁金 15 g。

【功效】清热解毒、化瘀退黄、豁痰醒神。

【主治】急黄—阳黄证。

【方解】方中以茵陈为君药，清利郁于中焦、结于肝胆的湿热毒邪，为退黄要药。大黄、白花蛇舌草为臣药，其中大黄可畅通阳明谷道，导湿热瘀毒从大便而出，可使上炎之火从下而泄，又有凉血止血的功效；白花蛇舌草清热解毒，助茵陈退黄。重用赤芍取清热凉血解毒之意，本品苦寒，入肝经血分，善泻肝火，清血分郁热并兼活血散瘀，与茵陈配伍去血的湿毒，与大黄相配消凝瘀败血；郁金可活血行气，又能解郁开窍；石菖蒲化湿豁痰，郁金、石菖蒲合用取其开化痰浊、辟秽毒、理升降、醒清窍之意，合赤芍共为佐药。诸药配伍，共奏清热解毒、化瘀退黄、豁痰醒神的功效。

【加减】伴高度腹胀者加莱菔子 10 g、沉香 1 g；伴皮肤瘙痒者加牡丹皮 10 g、秦艽 10 g；伴鼻、齿出血或肌肤瘀斑者加紫草 10 g、白茅根 15 g；伴发热者可加黄连 6 g、黄芩 10 g、栀子 10 g；伴热毒煽动肝风而见颤动、抽搐者可加羚羊角 5 g（先煎）、钩藤 20 g、珍珠母 20 g；伴腹胀、肢肿者加茯苓 15 g、猪苓 15 g、厚朴 10 g、大腹皮 15 g。

## 验方医案

秦某，男，55 岁，因"身目黄染 1 月"于 2019 年 2 月 24 日入院治疗。症见身目黄染，乏力，厌油腻，小便浓茶样，大便硬结，无黑便及白陶土样便；纳少，夜寐尚可。舌红，苔黄腻，脉滑数。既往有"大三阳"病史，未诊治；有 30 多年大量饮酒史，折合酒精量 120 g/ 天。查体见其神清，精神差，全身皮肤黏膜及巩膜黄染，肝脏肋下未及，移动性浊音阴性，双下肢无水肿。辅助检查，乙肝两对半显示 HBeAg 阳性的慢乙肝，HBV–DNA 2.03E+07IU/L，肝功能，总胆红素 344.8 μmol/L，直接胆红素 211.6 μmol/L，白蛋白 33.5 g/L，谷丙转氨酶 67 U/L，谷草转氨酶 129 U/L。凝血功能，凝血酶原时间 27.5 秒，凝血酶原活动度 32%。上腹部 MRI 检查提示肝脾无异常。诊断为急黄—阳黄证。西医予抗病毒、护肝等治疗，中医治宜清热解毒、化瘀退黄。用解毒化瘀颗粒，处方：茵陈 50 g，赤芍 50 g，大黄 15 g，白花蛇舌草 15 g，石菖蒲 15 g，郁金 15 g，茯苓 20 g，厚朴 15 g，炒麦芽 30 g，炒鸡内金 5 g，陈皮 10 g。治疗 10 天后患者乏力、纳差好转，连续治疗 60 天，复查肝功能，总胆红素 67.7 μmol/L，直接胆红素 39.2 μmol/L，白蛋白 46.1 g/L，谷丙转氨酶 37 U/L，谷草转氨酶 40 U/L。凝血酶原时间 18.2 秒，凝血酶原活动度 55%。患者身、目、尿黄基本消退，肝功能、凝血功能较前明显改善，予出院。患者每隔 1 个月返院复查，肝功能、凝血功能均正常，并继续予抗病毒治疗维持。

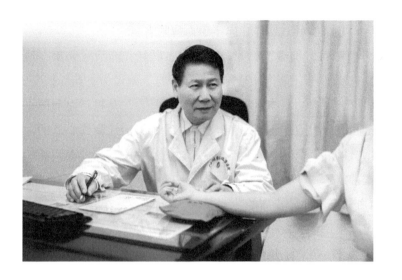

全国老中医药专家学术经验继承工作指导老师
广西名中医

　　蒙定水，二级教授，主任医师，博士研究生导师，硕士研究生导师，第
五批全国老中医药专家学术经验继承工作指导老师，广西名中医，八桂蒙氏
内科学术流派创始人。擅长运用中西医结合防治老年人高血压病、冠心病、
急慢性心衰、心律失常、肺炎、慢性阻塞性肺等疾病。秉承《黄帝内经》"治
病必求于本"之宗旨，同时结合李东垣《脾胃论》思想，提出"先天之精固
然重要，但耗一点即少一点，如无后天之精补充，势必耗穷""补后天必补
脾胃"。擅以补中益气汤、六味地黄丸为基础加减治疗各种老年疾病，主创
的验方"丹葛止痛方""丹葛五苓散""双三合剂"等广泛应用于临床，疗效
显著；并擅长于使用膏方调理各种慢性虚损疾病。

## 名医验方

【**方名**】丹葛止痛方。

【**组方**】丹参12 g，葛根12 g，枳壳10 g，青皮6 g，百合10 g，当归

10 g，甘草 6 g。

【功效】益气升阳、活血化瘀、通脉止痛。

【主治】冠心病、心绞痛或其他痛症属于瘀血痹阻者。

【方解】方中丹参味苦，性微寒，归心、心包、肝经，能活血化瘀、通脉止痛；葛根味甘、辛，性平，能升阳通脉，推血运行，两者为君药。枳壳、青皮二药理气化瘀，气行则血行，瘀除则脉通，共助丹参、葛根活血通阳止痛；当归活血而补血，为动中的补药、四物之首，是中医治疗胸痹心痛的常用药物；百合味甘，性微寒，入心、肺经，气味稍缓，甘中有收，养阴而不腻，能敛气养心、安神定志；甘草酸甘化阴，缓急止痛，调和诸药。诸药合用，共奏益气升阳、活血化瘀、通脉止痛的功效。

【加减】偏气虚者加黄芪、太子参、党参；血瘀重者加赤芍、川芎、蒲黄等；阴虚者加熟地、麦冬、玉竹；痰湿重者加陈皮、半夏、麦芽等；血虚不眠者加酸枣仁。

## 验方医案

黎某，女，62 岁，3 年来反复胸痛发作，以左胸为主，时牵引左胁、左背部疼痛，既往西医诊断为冠心病、心绞痛。现症见左胸刺痛，痛苦貌，面色晦暗，疼痛日轻夜重，伴心悸气短。舌质紫暗，边尖稍红，苔薄白，脉细涩。既往有高血压病史。体格检查，双肺无啰音，心界左大，HR 70 次/分，律齐，无杂音。舌质紫暗，边尖稍红，苔薄白，脉细涩。予丹葛止痛方，处方：丹参 12 g，葛根 12 g，枳壳 10 g，青皮 6 g，百合 10 g，当归 10 g，甘草 6 g。7 剂，每天 1 剂，水煎服，分 2 次服。

7 剂后复诊，患者胸痛白天减少，夜间仍有发作，舌脉同前，再予原方加酸枣仁 12 g、生蒲黄 12 g，连服 7 剂。服药后无胸痛，感心悸，神疲乏力，面色仍晦暗，舌暗红，脉细。继续守丹葛止痛方，去百合加黄芪、酸枣仁各 12 g，桔梗、赤芍、川芎各 9 g。服药 7 剂后诸症基本缓解。

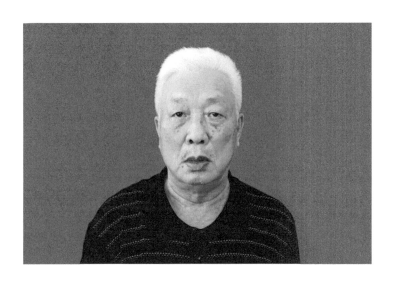

**全国老中医药专家学术经验继承工作指导老师**

**全国名老中医**

**广西名中医**

蒙木荣，主任医师，教授，硕士研究生导师，第六批全国老中医药专家学术经验继承工作指导老师，全国名老中医，广西名中医。曾任广西中医药大学中医内科教研室主任、附属瑞康医院泌尿消化内科主任、中医（中西医结合）内科肾脏病学学术带头人。从事中医内科临床、教学工作近 50 年，具有扎实的中医基本理论功底，积累了丰富的临床诊疗经验。2002 年被选为广西中医药学会常务理事、广西中医内科专业委员会副主任委员。

## 名医验方

【方名】肾复康。

【组方】熟地黄 15 g，山茱萸 15 g，山药 15 g，茯苓 15 g，牡丹皮 10 g，泽泻 10 g，黄芪 30 g，肾茶 15 g，芡实 15 g。

【功效】益肾育精、健脾收涩、利湿消肿。

【主治】原发性肾小球疾病（急、慢性肾小球肾炎，肾病综合征等）、继发性肾小球疾病（高血压性肾小球肾炎、糖尿病性肾小球肾炎、红斑狼疮性肾小球肾炎、紫癜性肾小球肾炎等）等以蛋白尿、尿隐血为主要征象的病证。

【方解】此方由六味地黄丸加黄芪、肾茶、芡实组成。方中六味地黄丸纯阴重味，补中有泻，对于肾虚阴精亏损，微有水肿者尤宜。黄芪补气摄精利尿，《药性论》谓黄芪"主肾衰、耳聋"；《本草正义》推黄芪为"中气不振，脾土虚弱，清气下陷者最宜"；《金匮要略》创防己黄芪汤以黄芪为主药，取其益气健脾利水之意，药效全面，标本兼顾。肾茶清热利水，消水肿而不易伤正，为治标要药。芡实益肾敛精，健脾除湿，《本草从新》释芡实具有"补脾固肾，助气涩精"的功效。诸药相伍，其功效与治疗大法甚为合拍。

【加减】偏肾阳虚者加熟附子10 g（先煎）、肉桂6 g；偏肾阴虚者将熟地黄改生地黄15 g，加女贞子10 g、黄精15 g；阴精遗脱较甚者加莲须15 g、金樱子10 g、桑螵蛸10 g；兼脾虚、食少、便溏者加炒扁豆15 g、白术10 g；尿少、水肿较甚者加车前子10 g、茅根30 g、猪苓15 g；尿血或尿检潜血者加旱莲草30 g、三七3 g；兼血瘀者加益母草15 g、路路通10 g、泽兰15 g。

## 验方医案

吕某，男，38岁，反复浮肿2年。曾在当地找民间医生予中草药治疗，浮肿消失。于2011年9月22日浮肿复发而来诊治。症见眼睑虚浮，面色萎黄，足胫稍肿，腰膝酸软，气短乏力，纳少便溏。舌淡胖，苔白略腻，脉弦细。查血压146/92 mmHg；尿常规检查尿蛋白（2+），隐血（+）；血常规检查红细胞$3.2 \times 10^{12}$/L，血红蛋白85 g/L；肾功能检查Scr 133 μmol/L。诊断为慢性肾小球肾炎。辨证为脾肾亏虚，阴精下泄，水气内停。治宜健脾益肾、敛精补血、利水消肿。自拟肾复康方加味，处方：熟地15 g，山茱萸15 g，山药15 g，丹皮10 g，泽泻10 g，茯苓15 g，肾茶15 g，黄芪30 g，芡实15 g，当归10 g，黄精10 g，猪苓15 g，玉米须15 g，钩藤30 g，神曲10 g。15剂，每天1剂，水煎分3次服。

二诊，患者浮肿减轻，纳稍增。舌淡胖，苔白，脉弦细。尿常规检查蛋白（+）。守上方继服 15 剂，每天 1 剂，水煎分 3 次服。

三诊，患者浮肿消退，纳可，大便稍烂，腰膝酸软，气短乏力减轻，舌淡苔白，脉弦细。查血压 130/85 mmHg；尿常规检查蛋白（+）。上方去钩藤、猪苓，加覆盆子 10 g、金樱子 10 g、苍术 10 g。30 剂，每天 1 剂，水煎分 3 次服。

七诊，守上方服药 90 剂，患者浮肿全消，面色稍红润，腰膝酸软减轻，气力增，纳香，二便如常，舌淡苔薄白，脉弦细。查血压 126/80 mmHg，尿常规检查尿蛋白（–）；肾功能检查 Scr 120 μmol/L；血常规检查红细胞 $4.5 \times 10^{12}$/L，血红蛋白 98 g/L。守上方隔日服 1 剂，再服 20 剂停药。以后每月检查 1 次尿常规，3 次均属正常。

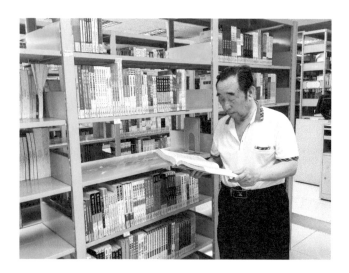

闵
范
忠

**全国老中医药专家学术经验继承工作指导老师**
**广西名老中医**

　　闵范忠，第五批全国老中医药专家学术经验继承工作指导老师，广西名老中医，"闵范忠全国名老中医药专家传承工作室"建设项目专家。曾任广西中医学院（现广西中医药大学）大内科主任、医疗系主任，2004年退休后历任中国《中医临床杂志》特邀编委、《中华现代中医药杂志》常务编委，2010年受聘为澳门中西医结合研究会荣誉会长。从事中医临床、教学、科研工作58年，临床医疗擅长中医辨证分型及中西医结合治疗肝、胆、脾胃、肠等消化系统疾病及各种外感杂病。发表论文40多篇，主编和参编著作8部。

## 名医验方

　　【方名】脘腹止痛方。

　　【组方】党参15 g，白术10 g，茯苓15 g，甘草6 g，砂仁6 g，木香6 g，陈皮6 g，姜半夏10 g，鸡内金15 g，海螵蛸15 g，元胡10 g，枳实10 g，厚朴10 g，莱菔子15 g。

【功效】健脾益气、和胃止痛。

【主治】症见脘腹胀痛、嗳气反酸、胃热、舌淡、苔薄白、脉沉或微弦者。中医对应的病名有"胃脘痛""胃痞证""纳呆病""嘈杂"等。西医对应的病名有"慢性胃炎""胆汁反流性胃炎""功能性消化不良""胃食管反流""胃溃疡""十二指肠溃疡"等。

【方解】本方以香砂六君子汤为基础方，以益气健脾、强健脾胃，加鸡内金以助消化，止嗳气，海螵蛸抑酸，元胡理气活血以止痛，枳实、厚朴、莱菔子共用通腑气，以防胀痛复作。

【加减】腹痛重者加郁金 10 g、川楝子 10 g；嗳气重者加旋覆花 10 g、柿蒂 15 g；反酸重者加煅瓦楞子 15 g、煅牡蛎 30 g；腹痛为主伴有隐痛或绞痛者加白芍 15 g；有刺痛者加田七粉 3 g、白及 3 g。

## 验方医案

潘某，男，63 岁，2019 年 11 月 19 日初诊。主诉反复胃痛 10 年，加重 1 周。患者 10 年前反复出现胃脘部胀痛，呈持续性，饭前及饥饿时疼痛加重，进食后可缓解，偶有剑突下烧灼样疼痛、恶心干呕，伴有反酸、口干口苦，无头晕头痛、无腹泻等不适，曾多次在当地医院门诊及住院治疗。1 周前胃脘部胀痛较前加重，遂来诊。症见胃脘部持续性胀痛，饥饿时加重，伴有反酸、嗳气、恶心欲吐、口干口苦，纳差，寐尚可，大便溏烂，1～2 次/天，小便调，舌质淡苔白，脉沉。胃镜检查提示为十二指肠球部溃疡、胃窦炎。诊断为胃脘痛、脾胃不和证。治宜健脾益气、和胃止痛。处方：党参 15 g，茯苓 15 g，白术 10 g，甘草 6 g，陈皮 6 g，姜半夏 10 g，木香 6 g，砂仁 6 g，炒莱菔子 15 g，元胡 10 g，海螵蛸 15 g，鸡内金 15 g，姜厚朴 10 g，枳实 10 g。共 7 剂，每天 1 剂，水煎服，分早晚温服。

2019 年 11 月 26 日二诊。患者恶心欲吐感、口干口苦等症皆消。症见胃脘部胀痛较前明显缓解，偶有隐痛，反酸嗳气，大便成形，1～2 次/天。上方加白芍 12 g，以加强止痛的功效。共 7 剂，每天 1 剂，早晚继续服用。后续随访，脘腹胀痛，嗳气反酸等症皆消。

闫范忠

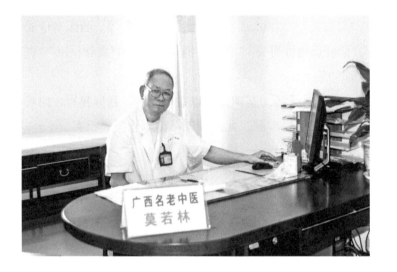

莫若林

广西名老中医

莫若林，副主任医师，副教授，广西名老中医，中国康复医学会中医中西医结合专业委员会委员。1961年毕业于广西中医学院（现广西中医药大学）后留校至今，先后承担妇儿科、内科的教学及临床工作，擅长诊治咳嗽、哮喘、胃肠及内科某些杂病。

## 名医验方

【方名】润肠甘露饮。

【组方】天冬15g，麦冬15g，生地20g，枇杷叶6g，黄芩10g，枳壳10g，石斛15g，肉苁蓉20g，甘草3g。

【功效】养阴清肺、润肠通便。

【主治】用于虚性便秘。

【用法】水煎服，每天1剂，分早晚两次服。

【方解】此方由《太平惠民和剂局方》甘露饮加减化裁而成，方中天冬、麦冬、生地、石斛有滋阴清润的功效。枇杷叶、黄芩有清宣肺热的功效。枳壳调畅气机。肉苁蓉甘咸而温、质地柔润，入肾经能补肾益精，入大肠经能润肠通便。甘草调和诸药。诸药合用，共收养阴清肺、润肠通便的功效。

## 验方医案

李某，女，42 岁，1998 年 6 月 11 日初诊。患者大便秘结难解 3 年多，开始一两天 1 次，未予重视，后逐渐发展到三四天 1 次，曾服用过大黄、玄明粉、番泻叶治疗，泻下 1～2 次后又开始回到原状，并发展到 4～5 天 1 次，状如羊粪，除有时口干而不欲饮外，无其他不适，苔薄黄，脉略细数，此乃大肠液亏之证。拟方养阴清肺、润肠通便，投上方 3 剂，水煎，每天 1 剂，分 2 次服。

6 月 15 日二诊，诉服上方后上午大便稍软，观其药已中病，守上方再服共 9 剂后，大便正常。

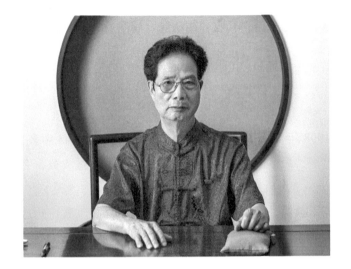

广西名老中医

欧奇

欧奇，主任医师，广西名老中医。曾任广西骨伤学会理事、广西国际医学手法学会常务理事、广西中医学院（现广西中医药大学）客座教授、光明中医学院教授、桂林市中医医院骨伤科主任医师。从事骨伤科医疗、教学、科研工作56年，在师承平乐正骨的基础上，以四肢骨关节炎、颈腰椎退变、四肢骨折脱位、股骨头坏死、骨髓炎、骨结核为主要研究方向，逐渐形成自身特色。研制的消瘀止痛合剂、接骨续筋合剂、独活寄生合剂、跌打郁金膏、驳骨膏、冲和膏等医院制剂疗效显著。

## 名医验方

【方名】痹症宁方。

【组方】山茱萸 12 g，杜仲 10 g，白芍 10 g，熟地 12 g，当归 12 g，茯苓 12 g，川断 12 g，牛膝 10 g，青皮 5 g，五加皮 10 g，苍术 10 g，薏苡仁 10 g，威灵仙 10 g。

【功效】补肝肾、强筋骨、祛风湿。

【主治】现代医学中骨质疏松症、颈椎病、腰椎病、膝骨关节炎、骨折脱位伤筋后期等属于中医"骨痹""痹症""膝痹"范畴的疾病，辨证为肝肾亏虚夹湿型。

【方解】熟地、当归、白芍、山茱萸补益肝肾的精血，精血充旺，则筋骨强壮；配以杜仲、牛膝、川断、五加皮补益肝肾，强壮筋骨；茯苓、青皮理气益脾，以助运化。诸药合用，共奏补肝肾，强筋骨的功效。苍术归脾、胃、肝经，具有燥湿健脾、祛风散寒、明目的功效；薏苡仁归脾、胃、肺经，具有利水渗湿、健脾止泻、除痹、解毒散结的功效；威灵仙归膀胱经，具有祛风湿、通经络、消骨鲠的功效。苍术、薏苡仁、威灵仙三药合用加强祛风湿的功效。

【加减】畏寒肢凉加附片 12 g、干姜 12 g；痿软无力加牛大力 10 g、千斤拔 10 g；自汗、疲劳、易感冒、便溏加五指毛桃 10 g、黄芪 10 g、仙鹤草 10 g、白术 10 g。

## 验方医案

李某，女，60 岁，就诊时主诉反复左膝疼痛半年，加重 7 天。患者半年前无明显诱因出现左膝上下楼酸痛，无放射痛，无弹响，无打软腿，伴轻微肿胀，吹空调电风扇、劳累时可诱发加重，休息后可缓解，由于病情较轻未做治疗。于 7 天前再发，并出现左膝酸软，晨起轻微僵硬，少于 30 分钟，活动后改善，经休息不能缓解，在当地医院就诊效果欠佳而来就诊。患者无畏寒、发热，无明显汗出，无午后潮热，无间歇性跛行，无消瘦、无抽搐、无头痛头晕，无恶心呕吐，无胸闷气促、呼吸困难，精神、食欲可，大小便无异常。既往史、个人史、婚育、月经史、家族史无特殊。全身体格检查无特殊，专科检查症见左膝皮肤无红肿，左膝内侧关节间隙局部压痛，局部皮温正常，左膝活动时疼痛，左膝研磨试验（＋），浮髌试验（－），前后抽屉试验、侧方应力试验（－），双侧膝踝线，双侧大腿、小腿周径无异常。X 线检查提示内侧关节间隙变窄，关节边缘有骨赘形成。舌质淡红，苔腻、脉滑。中医诊断为膝痹（肝肾亏虚夹湿证）。西医诊断为左膝骨性关节炎。处方：山茱萸 12 g，杜仲 10 g，白芍 10 g，熟地 12 g，当归 12 g，茯苓 12 g，川断 12 g，牛膝 10 g，青皮 5 g，五加皮 10 g，苍术 10 g，薏苡仁 10 g，威灵仙 10 g。7 剂，水煎，饭后分 2 次温服，药渣热敷，配合休息。

1 周后复诊，患者膝关节疼痛减轻，舌淡红，苔薄白，脉沉细。上方加牛大力 10 g、千斤拔 10 g，再服 7 剂，配合休息、股四头肌靠墙静蹲训练，疼痛消失。

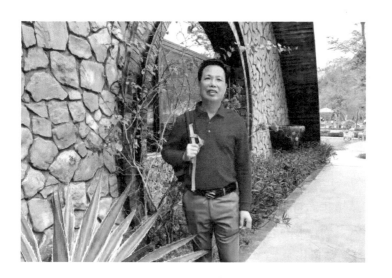

广西名老中医

潘能富，副主任医师，广西名老中医，北海市中医院骨伤中心副主任。1999～2001年期间受单位遣派，到越南胡志明市第五郡（华人区）与当地政府医院合作，进行学术交流和医疗服务。擅用中医、中西医结合治疗骨折、骨折延迟愈合、骨不连、老年性骨关节疾病、原发性骨质疏松症等。依据中医的经典理论，研制了跌打止痛膏和舒筋壮骨洗剂。运用中医手法，以颈环枢半脱位的手法整复治疗腰椎间盘突出症及老年性肩周炎的疑难病。主持和参与科研项目10多项，发表骨伤科专业论文30多篇，参编著作3部，获省、市级科研成果4项。

## 名医验方

【方名】柔肝补肾壮骨汤。

【组方】淫羊藿、熟地、山药、白芍、白术、茯苓、丹参、骨碎补、枸杞子各15 g，生地、山茱萸、丹皮、川芎、当归各10 g，党参25 g，甘草3 g。

【功效】补肾柔肝、强筋健骨。

【主治】骨折愈后。

【方解】中医将创伤性骨折归属于"折疡""骨折""血瘀证""虚劳""骨痿"等范畴,中医认为"骨受折损,必内动于肾,肾水不足,以致肝肾、精气不能营养筋骨"。可见,骨折与肝肾不足密切相关。肾为先天之本,主骨生髓。肝肾同源,肝气过刚则易折,肝气逆,肾气不足则骨折愈后不佳。因此,骨折愈合期病人,病机以肾气不足为本,肝气逆乱为标表现为肝肾同源受损证候。柔肝补肾壮骨法可加速骨折的愈合,方中淫羊藿、骨碎补温肾壮骨、滋补肝肾;白芍、枸杞子养血柔肝、填精益髓;当归、丹皮、川芎补血活血、舒筋通络、祛瘀止痛;熟地、生地、山茱萸补肝肾、益精髓;山药、白术、党参健脾益气、固护脾胃;甘草调和诸药。诸药协同共奏补肾柔肝、强筋壮骨、祛风祛湿、活血化瘀、行气止痛的功效。

【加减】肾虚兼湿热加桑寄生12 g、杜仲10 g;肿胀淤血明显可换当归为归尾、川芎,用量加倍;患处尚有疼痛加醋乳香9 g、醋没药9 g;患处结聚症瘕明显可去熟地、生地,加土鳖虫10 g。

## 验方医案

潘某,男,19岁,2000年3月29日就诊。患者骑摩托摔倒后右手受伤,右手腕部呈餐叉样畸形,肿痛明显,脉弦涩,舌质红,苔白厚腻。X线片显示右尺桡骨远端骨折,远端向桡侧背侧移位,向掌侧成角。手法整复,断端对位良好。以石膏固定,曲肘90°,绷带颈腕悬吊于胸前。嘱患者手常做握拳伸指活动,同时活动肘肩关节。中药以补肾柔肝、强筋健骨为法,方选柔肝补肾壮骨汤加减。处方:淫羊藿、熟地、山药、白芍、白术、茯苓、丹参、骨碎补、枸杞子各15 g,生地、山茱萸、丹皮、川芎、当归各10 g,党参25 g,甘草3 g水煎,日服2次,每剂1天。服药15天后X线片显示双断端对位对线良好,少量骨痂形成。患腕肿痛仍明显,上方加乳香9 g、没药9 g。

骨折后60天复查,患者骨折线模糊,有连续性骨痂通过骨折线,已临床愈合。拆除石膏,加强功能锻炼,2年后拍片复查,骨折痕迹完全消失。

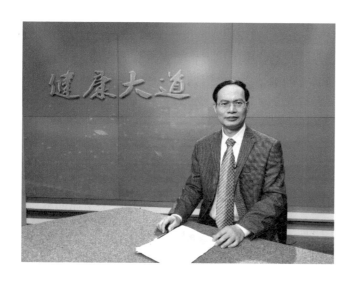

**庞学丰**

全国老中医药专家学术经验继承工作指导老师
广西名中医

庞学丰，主任医师，二级教授，硕士生导师，全国老中医药专家学术经验继承工作指导老师，全国优秀中医临床人才，广西中医药大学附属瑞康医院风湿免疫科主任。一直从事中西医结合内科临床、教学和科研工作。主持国家自然科学基金项目、科技部"十一五"科技支撑计划项目课题、国家中医药管理局项目及广西自然科学基金项目等课题近 20 项，发表论文 60 多篇，参编著作 10 多部。获全国首届中医药传承高徒奖、"全国优秀中医临床人才"称号，获中国中西医结合学会科技进步奖、中国民族医药学会科学技术奖和广西医药卫生适宜技术推广奖等多项奖励。

### 名医验方

【方名】寒痹康汤。

【组方】秦艽 15 g，防风 10 g，黄芪 15 g，当归 10 g，麻黄 10 g，淫羊藿 20 g，狗脊 20 g，青风藤 15 g，黑顺片 10 g（先煎）。

【功效】补益肝肾、益气温经、祛风除湿、蠲痹止痛。

【主治】寒湿痹阻、肝肾不足所致的类风湿关节炎、骨关节炎、强直性脊柱炎等。

【方解】方中秦艽祛风湿、除痹痛，前人认为其是"三痹必用之药"；防风解表祛风、胜湿，善祛经络及筋骨中的风湿，能随所引而治一身尽痛；黄芪、当归益气养血；附子补火助阳、逐风寒湿邪；麻黄则取其发汗祛湿而消除疼痛的功效；淫羊藿补肾壮阳、祛风除湿；狗脊补肝肾、强腰膝、祛风除湿；青风藤具有祛风除湿、活血通络、消肿止痛的功效。全方具有补益肝肾、益气温经、祛风除湿、蠲痹止痛的功效。

【加减】痛甚者可加延胡索15 g、乳香12 g、没药12 g，附子用量加至15 g；晨僵明显者可加用僵蚕15 g、三七10 g、鸡血藤20 g；关节屈伸不利，以上肢为主者加用羌活15 g、姜黄15 g、桂枝15 g，下肢为主者加用独活15 g、牛膝15 g、桑寄生20 g。

## 验方医案

卢某，男，54岁，2012年8月10日初诊。患者2年前始出现四肢多关节肿痛，以双手近指、掌指关节、腕关节为主，伴有晨僵现象，后又出现左膝关节肿痛，行走稍困难，在外院诊治未愈，病情逐渐加重。20天前因故停药导致症状加重而来诊。症见双手近指、掌指关节、腕关节肿痛，活动略受限，伴晨僵现象，左膝关节肿痛，行走、下蹲较困难，疼痛较剧，遇冷加重，得热痛减，无发热、皮疹等，纳尚可，二便正常。舌淡红，苔白，脉弦紧。理化检查，RF 34.91 IU/ml，血沉 59.00 mm/h，CRP 16.3 mg/L。双手X线片显示骨质轻度疏松改变，间隙稍变窄，可见小囊状变。西医诊断为类风湿关节炎、骨关节炎。中医诊断为痹病，属寒湿阻络证。治宜补益肝肾、温经散寒、祛湿蠲痹、祛风止痛。处方：寒痹康汤加乌梢蛇15 g、黑蚂蚁15 g、千年健20 g、千斤拔15 g。每天1剂，水煎取200 ml，分早晚温服。用药1周后患者症状明显缓解，效不更方，原方适当增减，坚持服药月余，效果显著。随后继续服1个月，关节肿痛明显缓解。随访仅诉关节偶有疼痛不适。

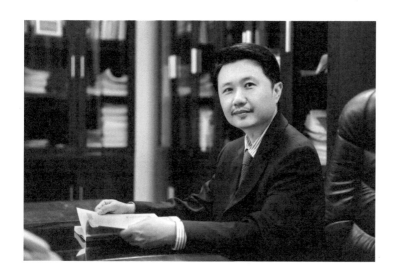

庞宇舟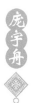

**全国老中医药专家学术经验继承工作指导老师**
**广西名中医**

　　庞宇舟，二级教授，博士研究生导师，第六批全国老中医药专家学术经验继承工作指导老师，广西优秀专家，广西壮瑶医药与医养结合人才小高地首席专家，广西名中医，享受国务院政府特殊津帖专家。兼任中国民族医药学会副会长、广西民族医药协会执行会长。长期从事中医内科临床，2005年10月创办广西中医学院壮医药学院并任首任院长。10多年来主要从事中医壮医理论、临床及中药壮药基础与开发研究。汇通中医、壮医理论，率先阐述了以"毒论病因观"和"毒论病机说"为核心的毒论理论和毒病学说，为"八桂庞氏毒病学术流派"创始人。临床善于运用中医经方和壮医特色方药技法治疗内科疑难杂证以及皮肤病、妇女经带病、肿瘤（放化疗后增效减毒）等。主持完成国家和省部级科研项目十余项，发表学术论文200多篇，出版专著5部，获广西科技进步奖、首届中国民族医药科学技术奖、中华中医药学会科学技术奖5项，授权专利9件。2007年、2017年两次荣获"全国民族医药工作先进个人""全国少数民族医药工作表现突出个人"称号。

### 名医验方

【方名】壮药龙钻通痹方。

【组方】飞龙掌血 10 g，大钻 15 g，八角枫 6 g，两面针 10 g，青风藤 15 g，九龙藤 15 g，五指毛桃根 15 g，鸡血藤 15 g。

【功效】通调龙路火路、祛风寒湿瘀毒、补虚扶正。

【主治】风、寒、湿、瘀等毒邪引起的阴证（风湿骨痛、类风湿关节炎等）。

【方解】方中主药飞龙掌血味辛，性温，具有通调龙路、火路，祛风毒、寒毒，除湿毒，止痛的功效；大钻味辛，性温，具有通调龙路、火路，祛风毒、寒毒，除湿毒，消肿痛的功效；两药合用，功专祛风寒、湿毒，消肿止痛。方中帮药八角枫味辛，性微温，具有通调龙路、火路，祛风毒、寒毒，除湿毒，消肿痛的功效；两面针味苦、辛，性平，具有通龙路、火路，祛风毒，清热毒，消肿痛的功效；青风藤味苦、辛，性平，具有调火路、祛风毒、除湿毒的功效；九龙藤味辛，性平，具有通龙路、调谷道、祛风毒、除湿毒、消肿痛的功效；五指毛桃味甘，性微温，具有调龙路、火路，补气血，除湿毒的功效；鸡血藤味苦、甘，性温，具有调龙路、火路，补血虚，除湿毒的功效。全方配伍，可补虚扶正，祛除风、寒、湿、瘀等毒邪，疏通龙路、火路的瘀滞，使人体气血运行恢复畅通，肢体关节得养，则痹、痛自止。

【加减】体虚明显者加牛大力、桂党参等；风毒重者加走马风、大风艾等；湿毒重者加薏苡仁、广王不留行等；寒毒重者加肉桂、山苍子等；瘀毒重者加田七、战骨等；疼痛明显者加金不换、竹节王等。

### 验方医案

吕某，女，58 岁，2015 年 10 月 26 日初诊。主诉反复四肢关节疼痛 2 年多，再发加重 1 周。患者诉 2 年前无明显诱因下出现双腕、双肘关节疼痛，经某医院诊断为类风湿关节炎，予缓解病情抗风湿病药及止痛药治疗 3 月，症状缓解。后因不规律服药，上症再发并双膝关节疼痛，轻度活动受限。其间多次至某医院风湿科就诊，服用西药治疗，四肢关节疼痛缓解。1 周前因受冷后出现四肢关节疼痛加重，为求中医诊治，遂来诊。症见双腕、双肘、双膝关节疼痛，双膝关节轻度活动受限，局部肤温较低，畏寒，关节无肿胀，手指、脚趾关节无变形，伴乏力，精神不振，纳寐欠佳，大便溏，小便清。舌淡，可见瘀点，苔白稍腻，脉沉细。诊断为阴证（类风湿关节炎）。用壮药龙钻通痹方加味治疗，处方：飞龙掌血 10 g，大钻 15 g，八角枫 6 g，两面针 10 g，青风藤 15 g，九龙藤 15 g，五指毛桃根 30 g，鸡血藤 15 g，牛大力 30 g，僵蚕 9 g，红花 6 g，苍术 9 g，干姜 6 g。水煎服，7 剂。

2015 年 11 月 2 日二诊。患者服药后四肢关节疼痛、畏寒、乏力等症状较前改善，但夜寐欠佳。舌淡有瘀点，苔白，脉沉。仍按前法，上方加夜交藤 15 g、合欢花 12 g。水煎服，7 剂。

2015 年 11 月 9 日三诊。患者服药后关节疼痛已明显减轻，精神佳，嘱继服 10 剂，配合艾灸局部痛点善后。

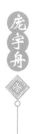

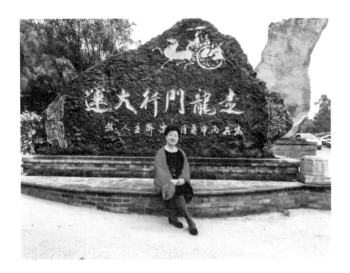

钱海凌

全国老中医药专家学术经验继承工作指导老师
广西名老中医

钱海凌，中西医结合主任医师，二级教授，博士生导师，第五批全国老中医药专家学术经验继承工作指导老师，广西名老中医。曾任广西中医药大学第一附属医院心内科主任、干部保健科主任、高干科主任、大内科副主任、西医内科学教研室主任。曾任中国中西医结合学会广西中西医结合学会常务理事，中国中西医结合学会广西分会内科专业委员会副主任委员，中华医学会广西老年医学会委员，中国中西医结合学会广西中西医结合分会心血管专业委员会常委，广西亚健康技术研究会副会长。从医 40 多年，擅长中西医防治心脑血管疾病、老年常见病如高血压、冠心病、心律失常、高脂血症、心衰、眩晕、虚劳及呼吸系统等疾病。主持和参与多项省厅级课题研究，获广西科技奖励 5 项。发表论文 50 多篇。

## 名医验方

【方名】活血利水中药复方。

【组方】黄芪 30 g，丹参 20 g，茺蔚子 10 g，车前子 10 g，泽泻 10 g，夏

枯草 10 g。

【**功效**】活血行气、通脉利水。

【**主治**】眩晕、心悸、水肿、胸痹、头痛等。

【**方解**】黄芪性味温甘，具有益气固表，活血利水消肿的功效；丹参辛甘微寒，专入血分，活血兼行气，既升又降，并具有凉血消肿、养血安神的功效，两者共为君药。车前子、泽泻甘寒滑利、利水渗湿，水蛭破血、逐瘀、通经，三者共为臣药。茺蔚子性平和、活血偏上行，夏枯草苦寒、引经报使、兼清肝热，共为佐使药。上药配伍使用，具有活血行气、通脉利水的功效。

## 验方医案

童某，女，76 岁。主诉反复头晕头痛 5 年余，再发 10 天。患者 5 年多前休息不好后出现头晕头痛不适，当时血压 165/100 mmHg，服用氨氯地平片，血压控制良好。但头晕头痛仍时有发作，曾服用"银杏叶片"等中成药，能缓解。约 10 天前头晕头痛再次发作。诊时症见头晕、昏沉，头部两侧时有刺痛，伴疲倦乏力、耳鸣、记忆力下降、腰酸痛、手麻，纳可，夜寐欠佳，二便正常。舌质紫暗，苔少，脉细涩。查体血压 145/90 mmHg，双下肢轻度非凹陷性水肿。心电图检查提示左心室肥大。西医诊断为高血压病 2 级。中医诊断为眩晕——肾虚血瘀。治则治法宜滋补肾阴，活血通脉利水。予六味地黄丸合自拟活血利水方加减，处方：熟地 20 g，山药 15 g，山茱萸 15 g，黄芪 20 g，茯苓 10 g，泽泻 10 g，丹皮 10 g，川芎 15 g，丹参 15 g，茺蔚子 10 g，车前子 10 g，炙甘草 6 g。7 剂，每天 1 剂，煎 400 ml，分 2 次服。

二诊，患者头晕头痛缓解，双下肢水肿有所消退，血压控制正常，仍腰酸胀，下肢乏力，夜间自觉口干，舌质紫暗，苔少，脉细涩。上方加杜仲 10 g、桑寄生 10 g、生地 20 g，再予 7 剂。

三诊，患者头晕未发作，水肿消退，血压平稳，其余症状明显好转。寐欠佳，胃口不佳。上方加白术 10 g、鸡内金 10 g、夜交藤 20 g，再服 10 剂，后未见来诊。

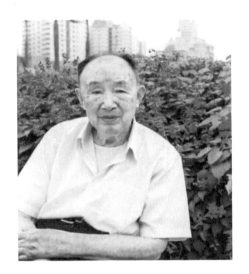

秦家泰

全国名老中医

秦家泰（1920—2005），教授，首批全国名老中医。曾任广西中医学院伤寒温病教研室主任、医疗系主任，中华全国中医学会广西分会副理事长，广西卫生及高教系列高级职称评审委员会委员，广西中医学院学术委员会委员，《广西中医药》杂志编委会副主任。师从名医秦恕卿老师，铭记"博学多思"的箴言，重视中医经典的学习及临证辨治。参编《全国中医学院考试题解》《伤寒论多选题评述》等著作，发表论文和医案医话数十篇。

## 名医验方

【方名】两地调经汤。

【组方】生地 15 g，地骨皮 12 g，牡丹皮 10 g，白芍 10 g，黄柏 10 g，玄参 12 g，麦冬 10 g，阿胶 10 g（烊化），旱莲草 10 g。

【功效】清热、滋阴凉血、固经止漏。

【主治】妇女崩漏。

【方解】本方仿傅青主清经散和两地汤合方化裁而成。方中两地汤为"只专补水，水既足而火自消"而设，其中地骨皮、生地清肾经之热，"清其骨髓则肾气之清"，而生地配麦冬、玄参能滋肾阴；生地配黄柏、牡丹皮，加旱莲草可清热凉血而养阴，白芍与阿胶同用柔肝阴而养血海。诸药合用，清热养阴，凉血止血，热去而阴不伤，血安而经调漏止。

【加减】患者月经至5天左右出现淋漓不断之势加益母草15g；心烦不寐加酸枣仁10g；血漏较甚加侧柏叶15g；后期可适当用黄芪、当归调补。

## 验方医案

邓某，女，49岁，1991年3月18日初诊。主诉月经紊乱2年，近半年来加重。患者自1989年1月开始月经不正常，经期前后不定，经量时多时少。1990年12月诊刮病理报告为宫内膜囊性增生，西医诊为功能性子宫出血，经服中药及西药"妇康片"等治疗，效果不佳。末次月经3月10日，至来诊时未净，量少，有小血块，色鲜红。面色淡白，精神疲倦，舌质偏红，苔薄黄，脉细略数。辨证为肾阴虚加内热，血热妄行，冲任不固。治法宜滋阴清热、固经止漏。处方：生地15g，地骨皮10g，牡丹皮10g，白芍10g，黄柏10g，玄参12g，麦冬10g，阿胶10g（烊化），益母草12g。每天1剂，连服6天。上药服3剂后，患者月经量即减少，第四剂服完经淋即净，食欲增加。但仍见咽干、心烦，睡眠欠佳，舌尖红。原方加炒酸枣仁10g，并嘱停服"妇康片"，单纯以中药治疗。服药6剂后，精神好转，睡眠亦有改善，但经汛仍提前于4月3日来潮，经量较上月少。仍用两地调经汤原方去益母草，加旱莲草12g，连服5剂后，经血停止。以后再调治月余，病告愈。8月18日患者因肩周炎疼痛来诊时告称经漏病未再复发。

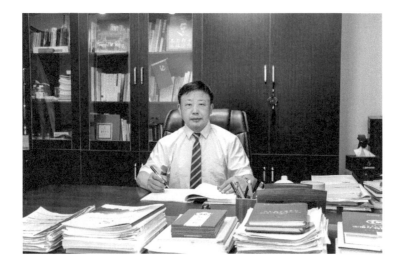

广西名中医

秦祖杰，教授，硕士研究生导师，广西名中医，中国民族医药学会壮医药分会会长，广西民族医药协会执行会长。出身于中医世家，从事中医临床、教学、科研工作30多年，擅长用中医药、壮医药、壮医针灸等综合疗法诊治临床各科常见疾病及各种疑难杂症，善于亚健康的调理。主持厅局级以上课题10多项，发表论文30多篇，获广西科学技术进步奖一等奖、中国民族医药学会科学技术奖一等奖、中国民族医药协会科学技术奖二等奖各1项。

## 名医验方

【方名】赪银合剂。

【组方】赪桐根25 g，金银花15 g，连翘15 g，甘草10 g。

【功效】疏风清热、利咽消肿。

【主治】急性扁桃体炎、咽炎。

【方解】方中赪桐根味甘性凉，是广西地方特色药材，首载于《南方草木状》，具有清热解毒消肿的功效，用量最大，为君药。金银花甘寒，归肺、心、胃经，能疏散风热、清热解毒，既清气分之热，又解血分之毒，为臣药。连翘味苦，性微寒，入心、肺、胆经，有清热解毒、疏散风热、消痈散结，长于散上焦风热，又能散气血凝聚，与金银花同为臣药。金银花与连翘配伍，相须为用，既辛凉宣透、清热解毒，又芳香避秽、透解卫分表邪，兼顾祛除热邪及秽浊之气，是清热解毒的极佳药对；甘草味甘性平，归肺、脾、胃、心经，清热解毒、祛痰止咳、缓急止痛、调和诸药，为佐使药。上4药合用，则风热除、肿痛消。纵观全方，味甘、微苦，性偏寒，寒能清热，以清解肺经风热，又取甘寒相伍，清热同时又能兼顾热邪耗灼之阴津不足，辛凉佐以苦甘。

【加减】肺热甚加黄芩、鱼腥草；咽痛甚加牛蒡子、射干；口渴多饮加生地、天花粉、知母等。

**验方医案**

何某，男，22岁，咽部疼痛半天。患者自诉半天前饮酒后开始出现咽部疼痛，呈持续性隐痛，言语、吞咽时疼痛加重，伴咽干，伴咽异物感，无吞咽困难、无咳嗽咳痰、无畏寒发热等不适，未曾用药治疗，遂来诊。平素纳一般，寐可，二便调。既往体健，无高血压、糖尿病、冠心病等慢性病史，无乙肝、结核、疟疾传染病史，无手术外伤史及输血史，预防接种史不详。无过敏史。无疫区居住史、吸烟史、酗酒史，无家族遗传病史。症见咽部急性充血，悬雍垂水肿明显，双侧扁桃体Ⅱ度肿大，充血，表面可见少量脓点，间接喉镜下会厌未见明显水肿。舌质红，苔黄，脉浮数。中医诊断为急喉痹病——风热邪毒证。西医诊断为急性咽炎、急性扁桃体炎。处方：赪桐根25 g，金银花15 g，连翘15 g，甘草10 g。3剂，每天1剂，水煎300 ml，分早晚2次饭后温服。

2020年8月27日二诊。患者咽部疼痛较前好转，已无吞咽时疼痛及咽部异物感，咽干未见改善，无咳嗽咳痰，无畏寒发热等不适，纳寐较前改善，小便调，大便稍干。咽部稍充血，悬雍垂无水肿，双侧扁桃体Ⅰ度肿大，表面未见脓点。舌质淡红，苔薄黄，脉浮稍数。患者咽干无明显改善，大便稍干，考虑邪热伤津，故加用清热生津药生地，处方：赪桐根15 g，金银花9 g，连翘6 g，甘草10 g，生地15 g。3剂，每天1剂，水煎300 ml，分早晚2次饭后温服。

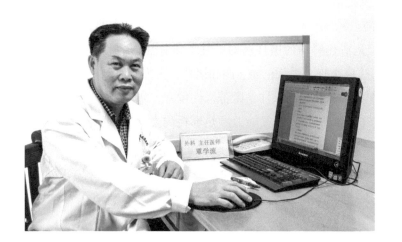

# 覃学流

## 广西名老中医

覃学流，主任医师，第三批广西名老中医。在骨伤科工作40多年，潜心研究各种疾病诊疗方法，临床经验丰富，对骨伤科常见及疑难病证有较强的诊断和治疗能力。熟练治疗各部位骨折、脱位和软组织损伤，灵活应用筋骨损伤三期辨证用药，促进伤病早期愈合。擅长于风湿性、类风湿性、痛风性关节炎和各部位退行关节炎的辨证施治，疗效显著。对慢性骨髓炎、各部位慢性感染及褥疮等治疗独树一帜。擅长用正骨推拿手法、小针刀松解及中药内服外敷等方法治疗各种关节炎、颈椎病、肩周炎、腰椎间盘突出症、腰背臀肌筋膜炎、股骨头缺血性坏死、膝骨关节病、跟痛症、四肢各部位的腱鞘炎或腱鞘囊肿以及各部位的卡压综合征等。

## 名医验方

【方名】四妙丸加味方。

【组方】黄柏15g，苍术15g，牛膝10g，薏苡仁30g，大黄10g，山慈菇10g，车前子20g，土茯苓30g。

【功效】清热利湿、活血化瘀止痛。

【主治】急性痛风性关节炎（湿热壅结）。

【方解】黄柏清热燥湿，苍术健脾燥湿，为君药。薏苡仁、土茯苓解毒除湿、通利关节缓解拘挛，为臣药。佐以大黄清热泻火、清泄湿热、荡涤脏腑湿浊，山慈菇清热解毒、消肿散结，车前子清热利尿、促进尿液排出。牛膝活络，补肝肾、强筋骨，又能引诸药到达病所。

【加减】湿热壅盛发热者加石膏 50 g、生地 20 g、知母 10 g；阴虚火旺者去大黄，加秦艽 10 g、地骨皮 10 g；痛风性关节炎急性期过后，加车前草、翻白草、地骨皮，水煎当茶喝，可以预防复发。

### 验方医案

郭某，男，70 岁，2020 年 10 月 1 日首诊。主诉患痛风性关节炎 10 多年，每年多次急性炎症发作，每次发作到医院打针吃药几天就能缓解。3 个月前手足多关节肿痛复发并加重，门诊治疗 1 个月效果不佳而在某医院肾内科住院，诊断为痛风性关节炎。治疗 2 周症状减轻，自动出院。按医嘱每天口服醋酸泼尼松片 25 mg（5 粒）。但疼痛渐渐恢复原状，在乡村医生处取药辅助治疗效果也很差。约 10 天前手足肿痛加重，下床活动艰难，夜痛难眠。症见向心性肥胖、双手和双足肿胀、皮肤潮红、肤温增高、多个痛风石肿物。舌红苔黄腻，脉滑数。处方：四妙散加味方去大黄，加秦艽 10 g、猪苓 10 g、泽泻 10 g、翻白草 20 g、大腹皮 15 g、甘草 5 g。14 剂，每天 1 剂，水煎服。继服内科开的泼尼松等药。嘱长期忌海鲜、动物内脏、高汤及烟酒。

10 月 14 日二诊。患者症状减轻，生活可以自理，夜寐。继续上方加黄芪 30 g，14 剂。

10 月 28 日三诊。患者疼痛消失，生活自理，睡眠正常。处方：黄芪 30 g、黄柏 15 g、苍术 15 g、薏苡仁 30 g、翻白草 20 g、秦艽 10 g、金钱草 20 g、车前草 20 g、粉草薢 10 g、茯苓 20 g、甘草 6 g。30 剂，内服。同时逐步减少泼尼松用量，每 3～4 天减少 2.5 mg（半粒）。

11 月 28 日四诊。已完全停服泼尼松 3 天，全身无症状。处方：车前草 30 g、翻白草 30 g、地骨皮 10 g。30 剂，水煎当茶喝。

2021 年 8 月 1 日随访，患者诉服完第四次药后就停服全部中西药，无急性痛风性关节炎再发作。

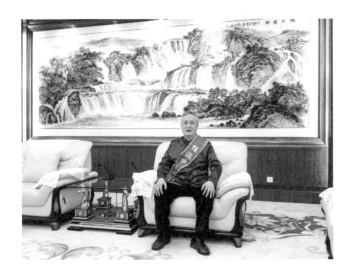

**全国名老中医**
**桂派中医大师**

荣远明，教授，第三批全国名老中医，桂派中医大师。全国中医内科学会首届委员，连任全国中医风湿病学会委员，全国中医热病学会委员，广西中医药学会学术顾问，广西中医内科学会学术顾问，广西中西医结合肿瘤治疗中心首席中医专家。出身中医世家，精研古典医籍，擅长诊治中医急症、热病、风湿病、肿瘤、甲亢、糖尿病、乙肝及胃肠疾病、咳喘等呼吸系疾病、肾病，尤其在中医药防治恶性肿瘤方面效果显著。

## 名医验方

【方名】补肺消积饮。

【组方】黄芪 30 g，麦冬 15 g，白花蛇舌草 30 g，半枝莲 30 g，桑白皮 12 g，苦杏仁 10 g，紫菀 12 g，浙贝母 8 g，三棱 10 g，莪术 10 g，鳖甲 20 g，三七 10 g。

【功效】益气养阴、化痰祛瘀、解毒散结。

【主治】中晚期肺癌，证属气阴两虚、痰瘀互结。

【方解】黄芪、麦冬益气养阴润肺，白花蛇舌草、半枝莲、桑白皮清肺解毒，苦杏仁、紫菀、浙贝母润肺化痰、止咳散结，三棱、莪术、鳖甲祛瘀软坚散结，三七活血止血。

【加减】偏气虚，表现为体倦乏力、声低气短、自汗等全身性的气虚症状者，加人参、党参、太子参、白术、甘草等补益肺脾之气；偏阴虚，表现为咳嗽无痰或少痰、口干口渴、低热、盗汗、大便干结、舌红、苔少、脉细数者，加桑叶、沙参、玉竹、百合、女贞子、天花粉等养阴清热生津之品；热毒炽盛、壮热不退、舌红、苔黄、脉数大者，合五味消毒饮，或加鱼腥草、半枝莲、黄芩、蚤休、龙葵、石见穿等清热解毒抗癌之品。

## 验方医案

甘某，男，65岁。患者于2004年12月无明显诱因下出现咳嗽，为刺激性呛咳，痰少而白黏，无恶寒发热、头身疼痛等症，在当地医院行进胸部CT检查，提示右肺上叶占位性病变并阻塞性肺炎。住院做纤维支气管镜检显示右肺上叶支气管癌，病理诊断为右肺上叶支气管鳞状细胞癌Ⅱ级。只进行对症治疗，未有明显好转。患者为寻求中医药治疗而来诊，症见咳嗽，咳白黏痰，胸胁胀闷，形体消瘦，神情沮丧，神疲，乏力，下肢尤甚，纳差，大便干结，舌暗红，苔少，脉弦细，沉取无力。西医诊断为右肺上叶支气管鳞状细胞癌。中医诊断为肺积（气阴两虚、毒瘀互结）。治宜益气养阴、解毒化瘀散结。用补肺消积饮加味治疗，处方：黄芪30g，麦冬15g，白花蛇舌草30g，半枝莲30g，桑白皮12g，苦杏仁10g（打碎），紫菀12g，川贝母8g（打碎），三棱10g，莪术10g，鳖甲20g（打碎，先煎），三七10g，香附12g，郁金12g，前胡12g，枇杷叶12g，生山楂10g，炒麦芽10g，陈皮6g，沙参25g，生地黄14g，瓜蒌仁15g，白芍12g。7剂，每天1剂，水煎服。

二诊，患者服药后咳嗽减轻，痰易咳出，胸闷乏力减轻，纳食增加，大便通畅，舌暗红，苔薄白，脉弦细，沉取无力。治守上法，加鱼腥草15g、龙葵15g、生牡蛎30g（打碎，先煎）。

以上方随症加减治疗2个多月，复查胸部CT显示右肺病灶较前缩小，患者精神、体力、饮食、睡眠、二便均可，坚持服药至半年后再次复查胸部CT显示右肺病灶已消除。此后多次复查胸部CT未见复发，一直生存至今。

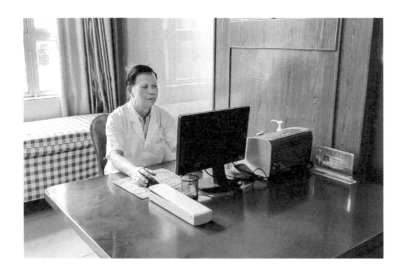

沈敬鸿

广西名老中医

沈敬鸿，主任医师，第二届广西名老中医。擅长中西医内科，以心脑血管为专长，熟练掌握各种心脏病、脑血管疾病的诊断治疗，尤其对高血压、冠心病、急性心肌梗死、心力衰竭、心律失常、脑梗死的诊断治疗有较深的研究，运用中医中药治疗慢性病和疑难病、胆囊炎、胆石症、消化性溃疡、慢性胃炎、慢性肝炎、肝硬化、老年性前列腺肥大、泌尿系结石、风湿病、白细胞减少症等有独到之处。

## 名医验方

【方名】益气温阳化瘀利水方。

【组方】黄芪 20 g，党参 30 g，附片 10 g，丹参 15 g，茯苓 20 g，桂枝 10 g，益母草 15 g，白术 15 g，车前子 12 g，泽泻 12 g，生姜 10 g，炙甘草 3 g。

【功效】益气温阳、化瘀利水。

【主治】阳气亏虚、血瘀水停证。

【方解】方中参芪甘温益气，附子、桂枝、白术、生姜温运心脾肾阳，丹参、益母草、茯苓、泽泻、车前子化瘀行水，共凑益气温阳、化瘀行水的功效。

【加减】血脉瘀阻明显，症见面唇、爪甲、舌质青紫者可加桃仁、红花等加强活血化瘀；喘咳气逆、倚息难以平卧者可加用葶苈子、大枣泻肺平喘。

## 验方医案

潘某，女，86岁，因"气喘反复1年，加重1周"于2021年7月10日入院治疗。症见气喘，稍活动则加重，伴夜间阵发性呼吸困难，偶有咳嗽，伴有头晕乏力、畏寒肢冷、双下肢水肿等，纳少，小便少，大便溏，舌质淡暗，苔白，脉结。既往有高血压病史，平素不规范服用药物。查体，T 36.5℃，P 94次/分，R 25次/分，BP 200/142 mmHg，精神不振，面色㿠白，颈静脉显露；双肺呼吸音粗，可闻及湿性啰音；心界左下扩大，HR 94次/分，心律不齐，可闻及早搏，心尖部可闻及3/6级收缩期杂音；腹平软，移动性浊音可疑阳性，双下肢重度浮肿。心电图检查提示窦性心律，频发室性早搏，部分成对，部分呈三联律；ST-T改变；左室高电压。心脏彩超检查提示左房室增大并节段性室壁运动异常，左室射血分数37%。西医予降压、强心、利尿等治疗，效果不明显，予加用中药内服治疗，方治以益气温阳、化瘀利水为法，方用益气温阳化瘀利水方，每天1剂，浓煎200 ml分2次温服。连服7剂后气喘明显减轻，无夜间阵发性呼吸困难，头晕乏力及畏寒等症状明显好转，纳增，小便明显增多，双下肢浮肿明显减轻，舌质暗，苔薄白，脉细滑。再服用5剂，气喘乏力及畏寒等症状消失，双下肢浮肿完全消退，病情好转，基本达到出院标准。

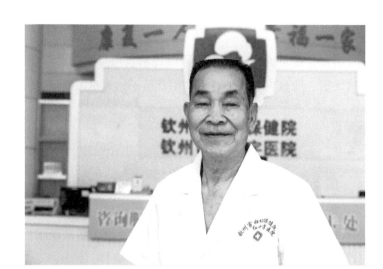

广西名老中医

施显美，广西名老中医，施氏祖传中医第八代传人，全国优秀科技工作者，"全国五一劳动奖章"获得者，享受国务院政府特殊津贴专家，钦州市第一人民医院副主任医师，钦州市妇幼保健院特聘健康教育专家、医学顾问。曾任灵山县中医院、钦州市红十字会医院院长，兼任钦州市科协副主席。从医60年，临床经验丰富，其手法诊疗技术享誉国内外，擅长中医骨伤科、中医奇难杂症及中医养生保健等。曾荣获"国际名医""世界手法优秀医学专家"等称号。

## 名医验方

【方名】石松饮。

【组方】石松（伸筋草，又称狮子草）20 g，白芍 15 g，当归 15 g，狗脊 15 g，杜仲 15 g，川断 15 g，天麻 15 g，木瓜 12 g，鸡血藤 15 g，牛膝（炒）15 g，灵仙 15 g，甘草 6 g，阿胶 15 g（另包溶化）。

【功效】益肝肾、祛风湿、温经散寒、活血止痛。

【主治】善治肝肾虚损、风寒湿痹、瘀阻经络的腰腿疼痛，用于久患风寒湿痹、筋脉痉挛疼痛、下肢痹而麻痛，尤其经常抽筋的老年患者效果甚佳。

【方解】方中取石松（伸筋草）性较温，主入肝经，肝主筋，具有益肝而祛风湿、温经而散寒、活血而止痛、除湿消肿、舒筋活络的功效，为主药。当归、白芍益肝心脾，补血，健心脾而柔肝止痛，牛膝、狗脊、杜仲、川断、木瓜、鸡血藤补益肝肾强筋壮骨，善治腰腿痛，鸡血藤助石松水煎外用泡脚效果甚验。天麻、阿胶辅诸药滋阴养血、驱风镇痉止痛，主治血虚之患。独取灵仙入主膀胱祛风湿、通经络，遂诸湿从小便排出，尤以高尿酸血症效验甚优。甘草通行十二经调和诸药，与白芍相伍，白芍甘草汤治腰痛。诸药共配治疗腰腿痛效验显奇功。

【加减】腰腿疼痛兼颈肩背痛者，加葛根以平肝解肌，加桂枝为葛根桂枝汤，善治颈项强痛；头晕头痛者，加黄芪川芎助天麻镇痉而驱头风；四肢关节痛肿者，加独活、秦艽攻风遂水又除肢节之痛；腰骶疼痛向下肢放射牵扯痛或有抽筋者，加全蝎、蜈蚣以助石松药力更宏，有祛风镇痉止痛的功效。有蚕豆病者减去甘草。酒炒牛膝补肾活血通络更强。方中加黑芝麻、桑椹子有助当归补肾补血的功效。肠胃有积滞者方中去木瓜。本方连续煎水饮21天以上，通过方中补肝肾、强腰膝壮筋骨，病人基本恢复健康。

## 验方医案

陈某，男，58岁，重体力劳动者。患者因肩扛重物不慎挫伤腰骶部，当即腰骶部疼痛难忍，右腿牵扯麻痛，曾多次在外院住院治疗，症状时好时坏、不能久行，有间歇性跛行，坐一下腰腿部疼痛减轻，常伴右小腿抽筋，只能左侧卧。重找西医治疗，经西医检查，腰四、五椎间盘突出并椎管狭窄。患者久居湿地，腰腿部长期受凉，西医建议进行开放性手术或行微创手术治疗，故转寻本人进行中药治疗。查患者生命征正常，舌体略胖边有瘀点，舌苔厚腻，脉沉弦滑无力。肝肾虚损，风寒湿痹瘀阻经络，予以补益肝肾、祛风胜湿、温经散寒、活血止痛之方，处方：石松20g，白芍15g，当归18g，川仲15g，川断12g，天麻15g，阿胶15g，木瓜12g，牛膝15g，灵仙15g，鸡血藤15g，甘草6g，狗脊12g。

服6剂后二诊，患者腰骶部疼痛减轻，能平睡，腿麻抽筋减少，舌胖暗，苔白腻，上方加苍术 12 g、麦芽 15 g、丹参 20 g、神曲 10 g。

　　煎服前方 10 剂后三诊。患者症情大有好转，无间歇性跛行，抽筋大减，腰骶微痛，右腿仍牵扯麻木，舌边瘀点苔薄腻，脉沉略弦，守上方加石松200 g、鸡血藤 250 g、生艾全草 300 g 共煲水泡脚，每晚睡前温泡脚 30 分钟。

　　10 天后四诊。患者腰骶疼痛消失，小腿仍有少许抽筋，牵扯痛麻木大减，舌脉同前，守前法治疗，以善其后。

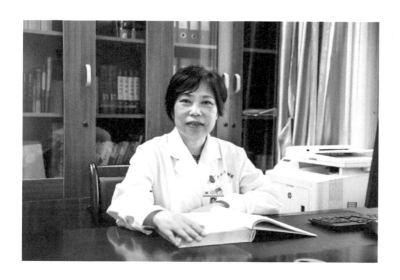

广西名中医

　　史伟，二级教授，硕士研究生导师，广西名中医，广西中医药大学第一附属医院主任医师。现任中国中西医结合肾脏病专业委员会常委、广西中医药学会内科专业委员会副主任委员，广西医学会肾脏病专业委员会副主任委员，曾任广西中西医结合学会肾病专业委员会主任委员等，是广西中医药大学第一附属医院肾病学科带头人。擅长中医治疗各种慢性肾病，提出健脾益肾排毒治疗慢性肾衰竭，健脾化湿治疗难治性肾病综合征，中医分阶段治疗肾病综合征、狼疮性肾炎等，牵头制定广西地区慢性肾脏病中医诊疗方案并推广运用。先后主持国家、广西自然科学基金等课题 11 项，参编国家规划教材 6 部，参与编写指南 3 部，主编学术专著 3 部，发表学术论文 70多篇。

## 名医验方

【方名】芪丝黄健脾益肾排毒汤。

【组方】黄芪 30 g，党参 15 g，菟丝子 1 g，桑椹 10 g，茯苓 15 g，薏苡

仁 20 g，牛膝 10 g，水蛭 3 g，田七 6 g，熟大黄 5 g，玉米须 10 g，砂仁 6 g。

【功效】健脾益肾、泻浊排毒。

【主治】慢性肾衰竭、脾肾亏虚、浊毒内蕴证。

【方解】方中黄芪、党参健脾补气，培土制水，为第一组君药；菟丝子、桑椹二药温补肾气，滋养肾精为方中第二组君药。茯苓、薏苡仁健脾渗湿助运、补而不滞、湿化气行，为臣药；牛膝补肝肾、强筋骨、利尿，同时引药下行，亦为臣药；水蛭、田七化瘀通络、行水达"去苑陈莝"的功效，二药为臣药；熟大黄降浊解毒，玉米须清热解毒、利尿，既配合上面诸药行水利湿，又防治水湿久郁、酿成热毒，也为臣药。砂仁入肾经，善化中下焦湿浊，以温补脾肾之阳，防久服清利伤阳，为使药。

【加减】血虚者，见面色苍白、神疲乏力加当归 10 g、川芎 10 g、阿胶 10 g（烊化）；肾气不固者，夜尿频多而清长加益智仁 15 g、山药 20 g、桑螵蛸 10 g；水湿甚者，水肿明显、尿少加猪苓 15 g、茯苓皮 20 g；湿热甚，下肢关节红肿热痛（痛风发作时）加山慈菇 6 g、六月雪 10 g。

## 验方医案

劳某，女，49 岁。患者因慢性肾炎在某医院就诊 3 年多，平时给予降压药治疗，血压控制在（130～152）/（84～95）mmHg，尿蛋白（++），定量 1.4～1.6 g/24 h，血浆白蛋白 28～32 g/L，血肌酐 129～320 μmol/L，尿素 9.1～22.6 mmol/L。来诊半年前肾功能损害发展迅速，血肌酐逐渐上升达到 529～781 μmol/L，尿素 19.3～32.7 mmol/L，血红蛋白 81 g/L，尿量正常，外院建议血液透析，准备手术建立内瘘。患者不能接受透析治疗，于 2015 年 2 月来诊。诉平时神疲乏力、腰膝酸软、恶心泛恶、四肢不温、尿中泡沫难消，查舌淡红，苔薄白，脉沉细，考虑脾肾亏虚，浊毒内蕴，予降压药控制血压在 130/80 mmHg 以内的基础上，用芪丝黄健脾益肾排毒汤随症加减治疗。2 个月后，患者临床症状基本消失，尿中泡沫明显减少，纳寐均可，肾功能改善，血肌酐 221～329 μmol/L，尿素 12.9～19.6 mmol/L，血红蛋白 102 g/L。继续芪丝黄健脾益肾排毒汤随症加减治疗，肾功能持续向好，血肌酐 131.8～217.5 μmol/L，尿素 9.9～13.8 mmol/L，血红蛋白 122 g/L。目前治疗已经 5 年余，肾功能稳定。

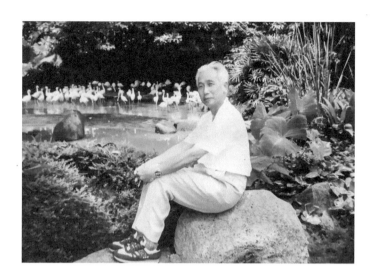

全国老中医药专家学术经验传承工作指导老师

谭家祥，主任医师，教授，博士生导师，中西医结合骨伤医学家，第五批全国老中医药专家学术经验继承工作指导老师，世界手法医学与传统疗法大师，广西中西医结合学会终身学术顾问。曾任广西中医学院副院长；兼任中国中西医结合学会理事，广西中西医结合学会及南宁市分会副理事长，广西骨伤专业委员会主任委员，世界手法医学联合会理事，广西国际手法医学协会学术顾问、理事长、名誉理事长，广西抗衰老养生科学技术学会学术顾问、名誉会长，《现代中西医结合杂志》编委。长期从事以手法为主的中西医结合非手术综合方法治疗骨关节及软组织损伤中医临床及教学工作。发表论文 120 多篇，主编和参编著作 8 部。

## 名医验方

【方名】新苏木加味合剂（中药外敷外熏洗药方）。

【组方】苏木 30 g，丹参 30 g，川芎 20 g，桃仁 20 g，红花 20 g，刘寄奴 20 g，急性子 20 g，乳香 20 g，没药 20 g，徐长卿 20 g，宽筋藤 30 g，海风

藤 30 g，鸡血藤 30 g，透骨草 30 g，花椒 20 g，路路通 20 g，王不留行 20 g。

【功效】活血化瘀、舒筋通络、消肿止痛。

【主治】四肢骨关节及软组织闭合性损伤、扭挫伤、骨折、脱位等局部瘀血、肿胀、疼痛，颈、肩、胸、腰骶疾病及软组织闭合性损伤，无菌性炎症、肿胀、瘀血、疼痛，各种骨关节退行性骨关节病。

【方解】丹参、川芎、桃仁、红花、刘寄奴、急性子诸药协同增强活血作用，使局部血管扩张，促进血液循环，从而使局部瘀血化瘀、散瘀、祛瘀。配以宽筋藤、海风藤、鸡血藤、透骨草、路路通等药增强舒筋通络，花椒温通力强，从而缓解肌肉挛缩，使肌肉松弛，最后以苏木善于消肿止痛，再助以乳香、没药、徐长卿止痛三要药和王不留行增强散瘀消肿，共收活血化瘀、舒筋通络、消肿止痛的功效。

【加减】痛甚加制川乌 20 g、制草乌 20 g；肿胀甚加三棱 20 g、泽兰 20 g；红肿热甚加公英 20 g、地丁 20 g。

【用法】中药袋热敷法、中药液熏洗法、中药粉糊剂热敷法。

## 验方医案

黄某，男，65 岁，2008 年 5 月 15 日初诊。主诉右膝关节扭挫伤肿胀，疼痛伴活动受限反复 2 年。病后曾到某医院住院以中西医药治疗 1 个月，无明显疗效而来诊。检查症见右膝关节两侧肿胀，局部灼热、压痛，浮髌试验阳性，膝关节屈伸活动受限，右大腿肌肉萎缩。右大腿周径比左侧缩小 3 cm。两膝关节正侧位 X 线片显示两侧膝关节腔狭窄，右膝关节内外侧宽窄不等，胫骨隆突变尖，骨质增生已突入股骨软骨内，尤以右侧为甚。诊断为右膝关节退行性骨关节病，并慢性创伤性滑膜炎。先用中药新苏木加味合剂熏洗热敷关节，每天 2 次，每次 30 分钟。连续 5 天后膝关节肿胀明显消退，疼痛减轻，活动稍好转后开始手法治疗。先用基本手法，再用针对性手法，每天 1 次，共 10 次，膝关节肿胀疼痛均有明显改善出院。嘱患者出院后继续用中药熏洗，每天 1 次，并做股四头肌功能锻炼、挤压弹膝、下蹲等。1 个月后门诊复查，患者右膝关节已无肿胀，浮髌试验阴性，局部压痛阴性，功能活动正常，膝关节照片复查，无明显改变。

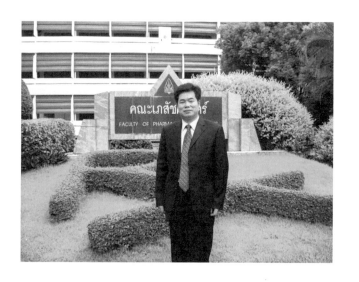

## 广西名中医

唐乾利，二级教授，博士生导师，博士后合作导师，广西名中医，广西特聘专家，广西优秀专家，享受国务院政府特殊津贴专家，广西重点学科（外科学）学科带头人，广西医学高层次领军人才。现任右江民族医学院党委常委、副校长，广西肝胆疾病临床医学研究中心主任；兼任广西科协常委，中国中西医结合学会烧伤（与创面修复）专业委员会主任委员，中华中医药学会外科分会名誉副主任委员，中华中医药学会外治分会名誉副主任委员，广西卫生法学会党委书记、会长，广西中西医结合学会会长兼外科分会主任委员，广西中医药学会外科分会名誉主任委员，广西中西医结合学会烧伤创疡与创面修复分会名誉主任委员。在中医外治法、创面修复、胆石症防治、中西医结合外科学等领域有较深入的研究。主持国家自然科学基金项目8项、省部级科研课题30多项，先后获省部级以上科研成果奖20项，获国家专利授权9项，发表论文380多篇，其中SCI论文40多篇。

【方名】大黄灵仙方。

【组方】生大黄、威灵仙、芒硝、金钱草、枳壳、鸡内金、泽兰、柴胡、郁金、磁石、黄芪、甘草。

【功效】疏肝利胆、攻下排石。

【主治】胆石症。

【方解】方中大黄、芒硝攻下导滞、利胆排石；威灵仙、鸡内金、金钱草相伍能祛风、除湿、退黄、利胆排石；郁金、柴胡、枳壳、泽兰相伍既有清热利湿的功效，又有理气祛痰的功效；磁石可平肝潜阳、镇静安神，为经验用药；黄芪益气补虚；甘草保护胃气，调和诸药。诸药合用共奏疏肝利胆、攻下排石的功效。

【加减】无（胶囊剂），中药饮片及颗粒剂可随证加减。

## 验方医案

王某，男，53 岁，2018 年 2—4 月在某医院肝胆外科接受治疗。患者患慢性结石性胆囊炎并胆总管继发性结石，近半年来反复出现上腹部胀痛，伴有恶心呕吐、食欲不振，进食油腻食物时胀痛加重、恶心欲吐，舌红苔黄，脉弦滑。既往有黄疸病史。查体显示剑突右下方轻微压痛，右上腹叩击痛阳性。超声检查提示胆总管增宽、管壁增厚，胆囊及十二指肠上端胆总管可见多颗结石，结石最大直径为 1.5 cm。处方：大黄灵仙胶囊，每次 6 粒，每天 3 次，持续服药 3 个月。经治疗后，患者上腹部满胀感消失，疼痛明显减轻，右肋部及剑突无压痛、无反跳痛，舌红苔白，脉浮。服药期间未出现黄疸。影像学检查提示胆结石体积缩小（直径），结石数目减少。胆囊超声检查显示胆壁厚、胆囊壁毛糙、胆汁透声均改善明显；胆囊结石明显减小，胆总管仅出现泥沙样结石。

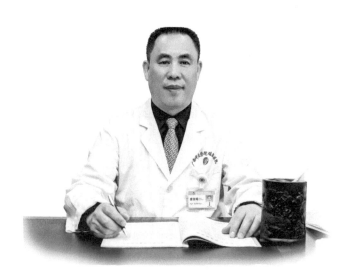

广西名中医

唐友明，主任医师，教授，硕士研究生导师，广西名中医。现任广西中医药大学党委委员，广西中医药大学附属瑞康医院党委副书记、院长。兼任世界中医药学会联合会仲景传承与创新专业委员会常务理事、药膳食疗常务理事，世界华人中医医师协会副会长，广西社区卫生协会会长，广西中西医结合学会执行会长，广西中医药学会副会长、药膳食疗分会主任委员，广西中西医结合学会经方分会主任委员。师从全国著名老中医林沛湘教授，在消化系统疾病中西医结合基础和临床研究方面有较深的造诣。主持科研课题10多项（国家自然科学基金项目1项），发表论文60多篇，其中SCI论文4篇，主编著作2部。获广西科学技术进步奖二等奖3项、三等奖1项，广西医药卫生适宜技术推广奖3项，授权实用新型专利4项、发明专利2项。

## 名医验方

【方名】消脂醒脾饮。

【组方】山楂3g，丹参10g，泽泻6g，枸杞子6g，陈皮6g，荷叶3g，扁豆花 3 g（配方颗粒）。

【功效】祛湿消脂、疏肝活血。

【主治】脾虚湿盛、肥胖及高脂血症者。阴虚体质慎用。

【方解】方中山楂味酸、甘，性微温，消食健胃、行气散瘀、化浊降脂；丹参味苦，性平，具有行气活血的功效；泽泻味甘、淡，性平，可利水渗湿、健脾宁心；枸杞子味甘，性平，可补益精气；陈皮味苦、辛，性温，能理气健脾、燥湿化痰；荷叶味苦，性平，能开胃消食、升发清阳、清暑化湿；扁豆花性平，味甘淡，可健脾和胃、消暑化湿。七味药配伍成方，共奏祛湿消脂、疏肝活血的功效。

**验方医案**

韦某，男，43 岁，2020 年 6 月 12 日初诊。患者因反复右胁不适半年多，近 1 个月加重而来诊。自诉右胁不适，时轻时重，腹胀，乏力，纳差，易疲劳，脘腹痞闷，便溏不爽，舌质淡体胖大，苔白腻，脉细无力。既往有嗜酒史。查体形体肥胖，腹部隆起，肝脾未触及。生化检查，肝功能 ALT 74 U，总胆固醇 12.1 mmol/L，甘油三酯 3.55 mmol/L。B 超检查提示脂肪肝（中度）。中医诊断为肝着（脾虚湿盛）。西医诊断为脂肪肝。治宜健脾祛湿、活血消脂。患者述工作繁忙、出差多，希望给予便于携带、服用的药物。给予常规降脂西药外，配服消脂醒脾饮，15 剂，每天 1 剂，用开水泡当茶饮。并嘱患者饮食少油腻、多清淡，适当增加运动。

2020 年 7 月 3 日二诊，患者服药后右胁不适、腹胀、乏力减轻，继续给予消脂醒脾饮 20 剂。

患者坚持服用该方 6 个多月，2020 年 12 月 18 日复查肝功能，ALT 31 U/L；复查血脂，总胆固醇 4.62 mmol/L，甘油三酯 1.51 mmol/L。B 超检查提示脂肪肝（轻度）。

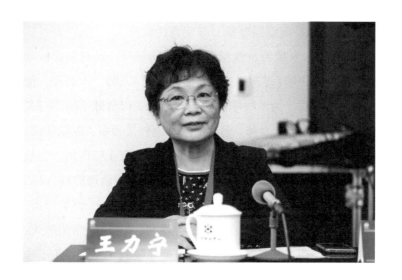

王力宁

全国老中医药专家学术经验继承工作指导老师
广西名中医

　　王力宁，主任医师，二级教授，第六批全国老中医药专家学术经验继承
工作指导老师，广西名中医，国家中医药管理局"十二五"重点学科带头人，
国家临床重点中医专科儿科与国家中医药管理局重点专科儿科学术带头人。
兼任中国民族医药学会儿科分会副会长，中华中医药学会儿科流派传承创新
共同体副主席，世界中医药学会儿童保健与健康教育分会副会长，中国中药
协会儿童健康与药物研究专业委员会常务委员与儿童保健学组副组长，中华
中医儿科肺炎联盟委员，广西中医儿科学会主任委员与名誉主任委员，国家
卫生和健康委员会儿童用药安全委员会委员。擅长中医药防治小儿哮喘、反
复呼吸道感染、肺炎、厌食、胃肠功能紊乱、营养不良、发育落后及特禀质
相关疾病。

## 名医验方

【方名】特禀咳方（又名麻杏二陈汤）。

【组方】炙麻黄 5 g，杏仁 6 g，法半夏 6 g，陈皮 4 g，茯苓 8 g，莱菔子

8 g，射干 6 g，细辛 2 g，僵蚕 6 g，甘草 6 g。

【功效】温肺化痰、止咳平喘。

【主治】小儿特禀质咳嗽、痰湿质咳嗽、哮喘急性发作。

【方解】方中炙麻黄味辛、微苦，性温，入肺与膀胱经，具有温肺散寒的功效，善散邪宣肺以止咳平喘；苦杏仁味辛，性微温，入肺、大肠经，能降肺气、疏利开通而止咳平喘，为治咳喘的要药，配麻黄以宣肺平喘，与炙麻黄共为君药。细辛味辛，性温，入肺、肾、心经，能外散表寒，内温肺饮；法半夏味辛，性温，归脾、胃、肺经，善于温化寒痰，并有止咳作用，为治湿痰、寒痰的要药；陈皮味辛、苦，性温，入脾、肺经，能调理脾肺气机，功善理气健脾、燥湿化痰；茯苓味甘、淡，性平，入心、脾、肾经，健脾燥痰、利水渗湿、健脾安神；该四药共为臣药。射干味苦，性寒，入肺经，善清肺火、利咽喉，为治咽喉肿痛的要药，又善祛痰，为治痰壅咳喘的常品；莱菔子味辛、甘，性平，归脾、胃、肺经，有降气化痰，止咳平喘的功效；僵蚕味咸、辛，性平，归肝、肺经，祛风解痉、化痰散结，为佐药。甘草健脾和中，调和诸药，为使药。

【加减】鼻塞、喷嚏频繁者加白芷、辛夷；兼感风热者加鱼腥草、瓜蒌皮，兼阴虚者加麦冬；气虚者加黄芪、白术。

### 验方医案

杨某，男，5 岁，2021 年 7 月 16 日因咳嗽半年多而来诊。以夜间与清晨咳为甚，曾用孟鲁司特钠、抗菌药物、激素、中成药等药治疗无好转。患儿咳嗽痰多，喉间痰鸣，无发热，无气喘，食欲不振，大便干结，两日一行，小便尚调，汗多寐差。既往有湿疹与反复呼吸道感染病史。症见呼吸平稳，双下眼睑瘀黑，咽稍红，舌质淡红，苔薄白，两肺未闻及干湿罗音，心脏未闻异常，脉应虚里。中医辨证诊断为特禀质咳嗽痰湿内蕴，予麻杏二陈汤加减方治疗，处方：炙麻黄 5 g，杏仁 6 g，法半夏 6 g，陈皮 4 g，茯苓 8 g，莱菔子 8 g，射干 6 g，细辛 2 g，僵蚕 6 在，甘草 6 g，鱼腥草 10 g。机配免煎颗粒，5 剂，每天 1 剂，分 3 次冲服。

7 月 25 日二诊。患儿咳嗽减少，以夜咳为主，无发热，无喉间痰鸣，余症依然。上方去麻黄、细辛，加地骨皮 8 g，白术 8 g。5 剂，煎服法同前。

8月1日三诊。患儿偶咳，纳食欠佳，大便日一行，小便调，汗多。查体呼吸平稳，咽不红，舌淡红，苔薄白，心肺未闻异常。中医辨证咳嗽余证，肺脾气虚予异功散加减，处方：党参8g，炒白术8g，茯苓8g，广陈皮4g，法半夏6g，浮小麦10g，鸡内金6g，六神曲8g，山楂10g。10剂，调理脾胃以善其后。

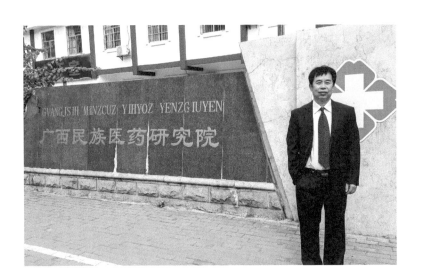

王小平

广西名中医

王小平，主任医师，教授，硕士研究生导师，广西名中医。广西国际壮医医院原副院长，曾任广西中医药学会儿科分会副主任委员。从事医疗和科研工作38年，擅于运用壮医理论治疗临床内科、儿科常见病和疑难病，尤其对儿科的肺系疾病、脾系疾病、肾系病等有深入的研究；针对儿科疾病的特点，提出"先天不足""肾易虚"的观点，在临床中应用六味地黄丸加减治疗小儿脑瘫、慢性肾炎、脑炎后遗症等疑难杂病取得较好的疗效；擅于用壮医针挑、壮医药线点灸等医技法治疗小儿常见病。获中国民族医药科学进步奖一等奖1项、广西科学技术进步奖三等奖1项、广西医药卫生适宜技术推广奖一等奖1项。

## 名医验方

【方名】止嗽方。

【组方】蝉蜕6～8 g，陈皮3～6 g，法半夏3～9 g，茯苓8～15 g，僵蚕3～9 g，射干3～9 g，甘草3～6 g。

【功效】宣肺化痰、止咳。

【主治】小儿咳嗽，中医属于外感风寒咳嗽，咽痒、咳痰，夜间或晨起咳嗽，或兼鼻塞流涕，或发热恶寒、睡眠不安、惊惕。相当于西医上呼吸道感染、急性咽喉炎、支气管炎引起的咳嗽，或上症曾用抗生素治疗未愈的久咳、咳痰或咽不适的咳嗽或清音样咳嗽，舌质淡红，苔薄白或薄白腻。

【方解】方中蝉蜕、僵蚕疏风祛邪，宣肺化痰，镇惊安神，为君药。法半夏燥湿化痰止咳，陈皮、茯苓理气健脾化痰为臣药。射干利咽祛痰，为佐药。甘草调和诸药，为使药。诸药相伍，具有散寒不助热、解表不伤正的特点，具有疏风化痰、宣肺止咳、镇惊安神的功效。

【加减】感受风寒重呛咳加紫苏6g、细辛3g、干姜3g、白前6g；风热或风寒化热加鱼腥草15g、黄芩8g；痰多加莱菔子6g、浙贝6g；气喘加炙麻黄6g；表证重发热畏寒加荆芥3g、防风3g；鼻塞流涕加辛夷花6g、白芷6g；积食加莱菔子6g、六神曲6g、麦芽6g。

【调护】服药期间忌食生冷水果、寒凉之品，避免服用寒凉中药。夜间注意保暖，夏季尽量少开空调或空调温度控制在27℃以上，避免空调直接吹到患儿。

## 验方医案

刘某，男，3岁，因反复咳嗽2月余而来诊。患儿于2个月前因发热、鼻塞、流涕、咳嗽在外院诊断为上呼吸道感染，给予中西医治疗，发热退，鼻塞、流涕愈，但反复咳嗽。检查血象诊断为支原体感染，服用阿奇霉素3周未愈。刻诊症见咳嗽，喉间有痰，夜入睡及晨起时咳嗽明显，食欲不振，夜间汗多，睡眠不安，易惊醒哭闹，大便硬结。体征正常，形体偏瘦，咽无明显充血，扁桃体Ⅱ度肿大，无充血和脓点，两肺呼吸音稍粗，未闻及干湿性啰音。舌质淡红，苔薄白，指纹淡红在风关。血常规检查白细胞 $6.0 \times 10^9$/L，中性粒细胞 $3.5 \times 10^9$/L，淋巴细胞 $4.1 \times 10^9$/L。胸部DR提示两肺纹理稍粗，考虑支气管炎。西医诊断为急性支气管炎。中医诊断为咳嗽（风寒外袭、痰湿壅肺）。治以疏风散寒、化痰止咳。处方：蝉蜕8g，陈皮3g，法半夏6g，茯苓12g，僵蚕6g，射干6g，细辛3g，鱼腥草15g，干姜3g，甘草3g。4剂，每天1剂，大火沸后改文火煎煮30分钟，浓煎至100ml，分3次温服。嘱患儿服药期间忌食生冷水果、寒性之品。服2剂后，咳嗽明显好转，服4剂后咳嗽愈。

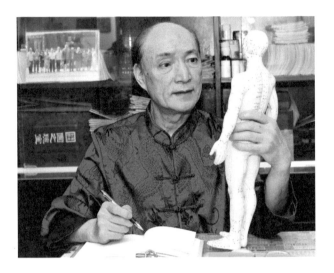

韦立富

**全国名老中医**
**桂派中医大师**

　　韦立富，主任医师，第三批全国名老中医，桂派中医大师，"朱琏针灸国际研究基地建设项目"学术总顾问。曾任中国针灸学会理事会理事，广西针灸学会名誉会长。为朱琏嫡传弟子，继承了朱琏针灸学术思想的精髓和核心，以"中西结合、科学针灸"为理念，并结合自己的临床经验和创新，形成了独特的针灸学术思想。2014年入选第二批国医大师推荐候选人，2015年获中医药学术发展成就奖。发表论文多篇，编著《金针度人韦立富（传纪篇)》《韦立富学术经验集》《朱琏针灸手法图解》。

## 名医验方

【方名】痉挛性斜颈针灸方。

【组方】风池、天柱、新设、天鼎、天牖。

【功效】通阳益气、祛风止痉、疏解经筋。

【主治】痉挛性斜颈。

【方解】风池、天柱是足少阳、足太阳经穴，为传统颈部疼痛及痉挛的常用穴。这两个穴位还位于痉挛性斜颈主要患肌的起始部位。新设为朱琏发明的新穴，在风池穴直下第三、第四颈椎之间旁开约 1 寸，斜方肌外侧凹陷处，左右共 2 穴。天鼎是手阳明经穴，浅层为颈阔肌，深层为中斜角肌起点；天髎是手少阳经穴，与头夹肌、头半棘肌、胸锁乳突肌及斜方肌关系均密切，故天鼎与天髎是治疗颈肩背部痉挛强直的关键穴位。

【加减】进行远部配穴。头部印堂、神庭、百会，既是疏调督脉经气，也是在靠近神经中枢的部位从大脑皮层的角度进行调节，同时可镇静安神。四肢曲池、足三里、阳陵泉、外关、合谷、太冲，为手足阳明经、足少阳经合穴；外关为手少阳经络穴、阳维脉交会穴，可有效激发和补充本经经气，协同疏通颈部患肌经筋以镇痛止痉，是"通阳益气"法配穴的综合体现；合谷、太冲合称"四关"穴，一气一血、一阳一阴、一升一降，使升降协调、阴阳顺接；诸穴具有益气、安神、祛风、止痉的功效。肩背部疼痛、胀紧感配肩井、肩中俞、肩外俞、巨骨、秉风、肩髃、肩髎、天宗，取"经脉所过，主治所及"之意；痰湿内阻配丰隆、阴陵泉以健脾化痰；阴虚风动配内关、神门、三阴交、太溪、太冲以滋阴安神。

## 验方医案

患者，男，43 岁，2016 年 12 月 23 日因颈部不自主右倾 2 年多就诊。患者既往有颈椎病病史多年，间断行推拿、热熨等理疗，2 年前出现颈部不自主向右侧倾斜且左右扭动头部，伴肩颈部胀紧疼痛，天气变化或情绪激动时症状加重。长期行针刺、推拿治疗，症状缓解不明显。曾于 2015 年、2016 年先后接受肉毒素注射治疗 2 次，症状好转不明显且出现屈颈、旋转受限、颈项部僵硬感加重，严重影响工作、生活，焦虑，睡眠欠佳，遂来就诊。症见头部不自主右倾，右倾幅度 20°～30°，头部不自主扭动频率大于 20 次 / 分钟。双侧胸锁乳突肌、头夹肌、斜角肌、斜方肌僵硬、压痛，四肢肌力肌张力正常，颅神经查体无异常，生理反射存在，病理反射未引出。舌红，少苔，脉稍细数。西医诊断为痉挛性斜颈（旋转、侧弯混合型）。中医诊断为痉证（阴虚风动证）。治宜通阳益气、疏筋解痉、兼滋阴安神。主穴：风池、天柱、新设、天鼎、天髎。配穴：足三里、阳陵泉、曲池、合谷、太冲、三阴交、太溪、神庭、百会。患者全程取端坐位，采用朱琏抑制手法，每天治疗 1 次，每周 5 次，治疗 5 次后休息 2 天，10 次为 1 个疗程。艾灸局部及肩背部拔罐。治疗 3 次后患者自觉颈项部较前轻松、舒适。1 个疗程后，患者颈部僵硬感和焦虑症状均减轻，且睡眠已有明显改善；治疗 5 个疗程后，患者头颈部已无歪斜，颈部僵硬感消除，颈部活动自如，基本恢复正常。随访 3 个月，上症未见复发。

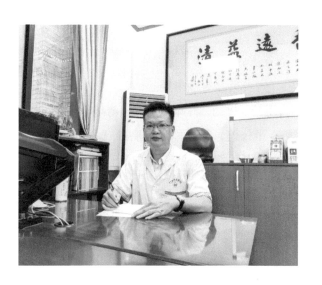

**广西名中医**

韦英才，主任医师，教授，硕士生导师，广西中医药大学壮医药学院副院长，国家经筋学组组长和壮医经筋学科学术带头人。兼任中华中医药学会推拿分会副主任委员，世界医学手法联合会常务副主席，广西反射疗法保健协会会长，广西骆越文化研究会执行会长。师从黄敬伟教授，从事壮医经筋疗法的理论挖掘和临床研究，30多年来致力于壮医经筋学的学术研究和临床实践，首次提出肌肉解利生理学、横络盛加病因学、因结致痛病理学、摸结查灶诊断学、松筋解结治疗学、拉筋排毒疗法等6个学术观点，独创壮医经筋火针疗法，堪称壮医治痛法宝。获中国第九届中国医师奖，"广西优秀青年中医"称号，中国首届民族医药科技进步奖一等奖2项，广西科学技术进步奖二等奖2项，国家发明专利3项。主编《壮医经筋学》等教材和《实用壮医筋病学》等著作7部。

## 名医验方

【方名】壮药胃毒清方。

【组方】救必应 15 g，岩黄连 10 g，白英 10 g，白花蛇舌草 20 g，半枝莲 10 g，延胡索 10 g，莪术 10 g，田七 10 g，太子参 10 g，北沙参 10 g，甘草 10 g。

【功效】清热毒、除湿毒、通谷道、祛癌毒、止疼痛。

【主治】胴尹（脾胃湿热型）、胃窦炎及胃癌早期。

【方解】救必应、岩黄连共为主药、母药，性味苦寒，起清热毒、除湿毒、止痛的功效；白英、白花蛇舌草、半枝莲，壮医称为抗癌毒三药，白英性味甘寒，半枝莲微苦、凉，白花蛇舌草甘、淡、凉，三药共起疏通谷道、清热解毒、健胃消食、化瘀消肿的功效，三者配伍可增强救必应及炎黄连清热除湿毒的功效，为帮药；延胡索温辛，秉天春升之木气，又得西方之金，可升可降，理气行血止痛，通龙路火路，与莪术合用，共起破滞攻坚、化结散瘀的功效，田七微苦，性甘，行瘀血而敛新血，调畅龙路，化瘀止血定痛；太子参、北沙参补而能清，益胃阴，顾护胃气；甘草清热解毒，调和诸药。全方共起清热毒、祛癌毒、止疼痛的功效。

【加减】夜不能寐加远志、夜交藤、酸枣仁等；腹痛腹胀明显，加行气通调谷道之药如陈皮、枳壳、砂仁等；纳差加消食、化滞之药如麦芽、神曲、鸡内金等。

## 验方医案

龙某，男，33 岁。患者平素多饮酒，每日饮 2 两白酒，5 月前饮酒后出现上腹部胀痛，食后尤甚，口气臭秽，口中时有甜味，食欲稍退，大便黏滞，排出不畅，小便黄，在某医院行胃镜检查示糜烂性胃炎、幽门螺旋杆菌呈阳性，曾服奥美拉唑等效果不佳。刻诊症见上腹部胀痛，食后尤甚，口气臭秽，口中时有甜味，大便黏滞，排出不畅，小便黄，舌红，苔黄腻，脉数。壮医目诊见白睛 12 点处可见一粗大脉络，色鲜红，有分支，向黑睛处纵行延伸，末端可见瘀点。壮医辨病为谷道病胴尹，阳证。予胃毒清方 10 剂，上腹部胀痛减轻，口气较前减轻，食欲恢复，守原方再服 5 剂，上症完全消失，嘱患者禁烟酒，1 月后复查幽门螺旋杆菌呈阴性，胃镜提示慢性非萎缩性胃炎。随诊观察 3 月未见复发。

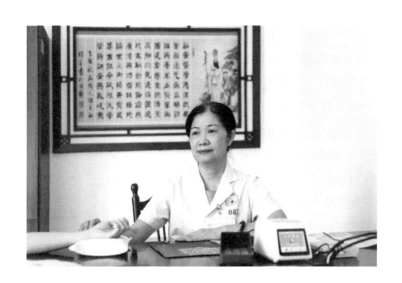

全国老中医药专家学术经验继承工作指导老师

文黛薇，主任医师，硕士研究生导师，第六批全国老中医药专家学术经验继承工作指导老师。曾任中国民族医药学会脾胃病分会常务理事、广西中医药学会内科学会副主任委员、广西中西医结合学会经方学会副主任委员等多项职务。擅长中医内科肺系、心系、脾胃系、肝胆、肾系及气血津液病证诊治，尤其擅长中西结合治疗脾胃系、肝胆病证。采用中医为主、中西医结合，局部与整体、内治与外治、宏观与微观相结合治疗内科、脾胃系疑难病证，形成"调治百病，扶土为先"学术思想。主持和参与各级科研课题20多项。获广西壮族自治区优秀成果奖一等奖、三等奖共3项，广西医药卫生适宜技术推广奖三等奖5项，梧州市科学技术进步奖三等奖2项，发表论文30多篇。

## 名医验方

【方名】止痛顺气汤。

【组方】广藿香15 g，黄柏10 g，肉桂10 g，陈皮10 g，丁香9 g，山药15 g，佩兰10 g，大腹皮10 g，甘草6 g。

【功效】温中和胃、理气止痛。

【主治】邪滞中焦所致呕吐、胃痛、腹痛、泄泻等胃肠疾患。

【方解】以藿香芳香化浊、和中止呕、发表解暑，佩兰芳香化湿、醒脾开胃，二药合用增强除中焦湿气的功效，为主药。辅以陈皮调理脾胃气机、理气燥湿，和胃降逆止呕，丁香行气通窍、降逆止呕，大腹皮行气化湿、畅中行滞，山药补脾祛湿、使脾气健运、湿浊得消，肉桂辛甘大热、温中散寒、止痛，共济温中健脾、和胃止痛的功效。佐以少量苦寒的黄柏以燥湿防辛散太过。甘草调和诸药，兼能清热、缓急止痛。

【加减】脾虚气弱者去肉桂、丁香，加党参15 g、白术15 g、炒薏苡仁10 g，助补气健脾、化湿；吐酸水者加吴茱萸6 g、海螵蛸10 g；吐清水者加法半夏10 g；上腹胀满、嗳气者加枳实12 g、厚朴12 g；四肢不温、大便不成形者加制附片（先煎）6 g、吴茱萸10 g；纳差者加鸡内金10 g、神曲10 g；胃痛者加延胡索10 g、徐长卿10 g。

## 验方医案

梁某，女，65岁，2021年6月9日初诊。患者反复胃脘胀痛10年，再发半月。自诉10年前无明显诱因出现胃脘疼痛，曾多次在其他医院就诊，治疗期症状缓解，停药后反复。半月前因进食生冷水果再发加重，餐后明显，伴呕恶、反酸、纳差、便溏无黏液脓血，平素腰酸胀、尿少，无恶寒发热、无口干口苦、无心慌胸闷等不适，自服吗丁啉、保济口服液等未见明显缓解，为求中医治疗来诊。症见胃脘胀痛，以胀为主，进食后明显，伴呕恶、反酸、纳差、胸闷，大便溏烂日行3次，腰酸胀，肛门坠胀，尿少。舌淡红，苔白腻，脉细略弦。腹诊见腹软，上腹部轻压痛，无反跳痛，余无异常。胃镜检查提示慢性糜烂性胃窦炎。病理检查见（胃窦）慢性炎症伴黏膜中度不典型增生，部分可见明显肠上皮化生。西医诊断为慢性糜烂性胃窦炎。中医诊断为胃脘痛（脾虚湿滞）。治宜温中和胃、理气止痛。处方：藿香15 g，佩兰10 g，肉桂10 g，陈皮10 g，丁香9 g，大腹皮15 g，党参15 g，茯苓20 g，山药15 g，白术15 g，炒薏苡仁10 g，甘草6 g。7剂，水煎服，每天1剂。

复诊，患者药后面色如常、精神好转，胃脘胀痛减轻，纳可，大便成形，舌淡红、苔薄白，脉细。守方去丁香、佩兰，加谷芽20 g、麦芽20 g。7剂，水煎服。嘱患者注意休息，调节饮食，三餐定时。

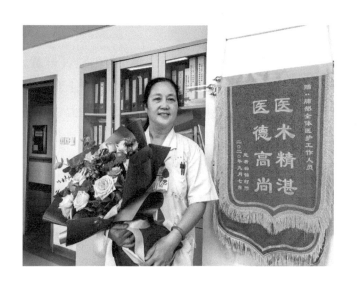

**广西名老中医**

  翁惠，主任医师，教授，广西名老中医，呼吸内科学术带头人，中华中医药学会肺病专业委员会委员。从事临床、教学、科研工作40多年，擅长中医及中西医结合方法治疗呼吸系统疾病，专研中医经典，临床善于运用经方治疗肺系疾病，尤专长于急、慢性支气管炎及支气管哮喘、慢阻肺、支气管扩张、肺心病、肺癌等疾病的治疗。在防治"非典""禽流感"、H7N9、新冠病毒等重大爆发流行性呼吸道疾病中发挥重要作用，参加制定全国传染性疾病中医诊治方案，运用温病学理论与临床知识对患者进行辩证诊治，取得了较好的疗效，积累了丰富的临床经验。参与多项课题研究，发表论文20多篇。

### 名医验方

【**方名**】补肺平喘汤。

【**组方**】黄芪45 g，麻黄8 g，桂枝10 g，法半夏15 g，川贝5 g，白术10 g，茯苓15 g，桔梗10 g，荆芥10 g，紫菀10 g，淫羊藿10 g，地龙10 g，

五味子 10 g，葶苈子 10 g，生姜 10 g，炙甘草 10 g。

【功效】补气益肺、化痰祛瘀、平喘止咳。

【主治】外感风寒、内有宿痰、久咳伤肺证。

【方解】方中重用黄芪为君药，补气益肺。五味子酸涩，敛肺止咳；麻黄、桂枝相须为用，发汗解表，宣肺止咳；法半夏、茯苓燥湿化痰，以上共为臣药。荆芥、生姜疏风散寒；葶苈子泻肺顺气；川贝镇咳平喘；紫菀性温，善于止咳化痰；淫羊藿补肾阳，且有祛痰止咳的功效；久病化热入络，地龙清热平喘，兼通络活血；共为佐药。桔梗宣肺祛痰，载药上行，为佐使药。炙甘草益气和中，调和诸药，为佐助药。

【加减】痰白、质稀加白芥子、干姜；肺阴虚加麦冬、沙参；心悸、水肿加猪苓、附子。

## 验方医案

许某，男，75 岁，反复咳嗽、咳痰、气喘 20 余年。既往有慢阻肺病史，平素每因天气变化而发病。近日因天气炎热，贪凉而诱发咳嗽。刻诊症见咳嗽，声重，痰白质稀，微恶寒，咳甚时伴胸闷、气喘，不能平卧。舌黯淡，苔白腻，边有齿痕，脉沉滑。肺部听诊过清音，伴两下肺少许湿啰音。患者久病加受凉后诱发咳嗽，祛邪同时还应兼补肺气，结合患者舌脉象，治疗当疏风散寒、补肺平喘止咳。处方：补肺平喘方加白芥子 10 g、干姜 10 g。3 剂，每日 1 剂，每天 3 次，饭后温服。

二诊，患者诉服药后咳嗽明显缓解，无胸闷，只因吹风时自觉咽痒不适而咳。原方加蝉蜕 6 g、木蝴蝶 10 g。5 剂。

2 月后电话随诊，患者诉上方服用完后无咳嗽、咽痒等不适，2 月来未见复发。

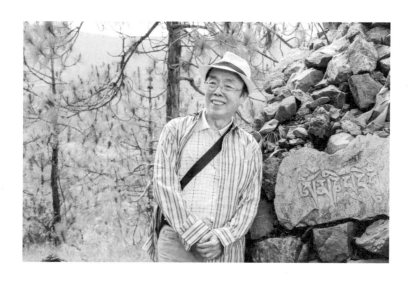

吴子辉

广西名老中医

吴子辉，广西名老中医，广西壮族自治区内科学科带头人之一。从事临床工作 56 年，对中医、中西医结合急危重症的研究有较深的造诣，擅长中医及中西医结合治疗心血管、脑血管疾病以及呼吸系统疾病。主持和参与"八五"国家重点科技攻关课题"中风病诊断标准的研究""清开灵注射液治疗中风病的临床与实验研究"及多项自治区科研项目。1989 年获国家中医药管理局科学技术进步奖二等奖，1986 年获原卫生部重大科技成果奖乙等奖，1995 年获北京市科学技术进步奖二等奖，1990 年获陕西省中医药科技成果奖一等奖，1992 年获国家中医药管理局"全国中医急症先进工作者"称号。

**名医验方**

【方名】逐瘀安脑丸。

【组方】水蛭、土鳖虫、地龙、桃仁、凌霄花、泽兰、酒大黄、川芎、猪苓、泽泻各 10 g。

【功效】破血逐瘀、利水排毒。

【主治】出血性中风急性期。

【方解】方中水蛭、土鳖虫、凌霄花、桃仁共为君药，有破血逐瘀、消坚散结的功效，且一峻一缓一清，使得破血而不伤正。地龙、川芎亦为破血活血之品，除助君药破瘀之力更著外，地龙尤善窜通血络；川芎逐瘀之力虽不如君药，但乃血中气药，性善疏通，能上升头面，共为臣药，疏通脑脉中因血瘀而郁滞的气机，从而更好地使地龙发挥窜行脑脉的作用，引君药直达脑窍，力逐"瘀毒"。酒大黄在破血行瘀的同时，兼能荡涤积滞，清除因血积郁久而化生的痰热，以防病变向纵深发展；泽兰既有活血通络的功效，更具利水消肿的功效，既可逐利"水毒"，又能增强方中破血逐瘀的效应，与大黄共为佐药，既可清因血积而化生的痰热，又能渗利因血积而产生的水邪；猪苓、泽泻淡渗利水，可增强泽兰利水的功效，为使药。诸药合用，逐瘀以利水，利水以活血，使瘀化、津布、水利、毒解，神机复用。

## 验方医案

唐某，男，52岁，2004年11月8日因言语不清、口角歪斜、左侧肢体乏力3小时入院治疗，患者入院前在工作中与同事口角，其后出现言语不清、口角歪斜、左侧肢体麻木以及乏力，活动不利。急诊查头部CT提示右侧基底节出血，出血量约15 ml。以脑出血收住院。自发病以来，患者精神饮食差，睡眠可，二便正常，体重无明显变化。舌红、苔黄、厚略腻，脉弦滑略数。既往有高血压病史9年，血压最高达180/110 mmHg，平日口服苯磺酸氨氯地平1片/日，血压控制基本尚可。否认有冠心病、糖尿病病史。无肝炎、结核。查体 T 36.8℃，R 21次/分，P 96次/分，BP 165/92 mmHg，神志清，对答切题，构音欠清，平卧位，查体合作。双侧瞳孔等圆等大2.5 mm，对光反射对称、灵敏。左侧鼻唇沟变浅，伸舌偏左。四肢肌张力正常，左上肢肌力3级、左下肢4级。西医诊断为脑出血、高血压病（3级，极高危）。中医诊断为中风（中经络，肝阳上亢）。按内科常规治疗措施，予以逐瘀安脑丸口服。经过1疗程治疗（2周），患者症状好转出院。出院时，左侧上、下肢肌力4+级，右侧肢体麻木仍存，活动基本能自理，言语欠清。出院后继续带药口服逐瘀安脑丸，2疗程后复查CT提示右侧基底节软化灶，左侧上下肢肌力5-级，言语较前清晰，右侧肢体麻木减轻，仍存。

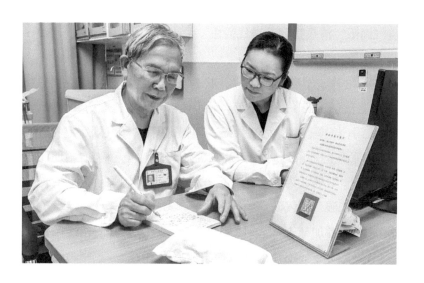

肖振球

全国老中医药专家学术经验继承工作指导老师
广西名中医

肖振球，主任医师，教授，硕士研究生导师，第六批全国老中医药专家学术经验继承工作指导老师，广西名中医，全国中医肛肠名专家。曾任广西中医药学会常务理事，广西中西医结合学会肛肠病专业委员会主任委员，中国中西医结合学会肛肠病专业委员会常务理事等。从事中医肛肠疾病的临床、科研、教学工作近 50 年，擅长治疗肛肠科奇难杂症。创立"多区域剥扎注射术治疗环状嵌顿痔"手术方法，明显降低了术后的并发症及复发率，研制"安肠胶囊"用于治疗溃疡性结肠炎。1998 年获"全国中西医结合优秀中青年科技工作者"荣誉称号。承担省级课题 1 项、厅级课题 2 项、院级课题 5 项，参与国家自然科学基金项目 3 项，获广西医药卫生技术进步奖 4 项。公开发表论文 50 多篇，主编教材著作 4 部。

## 名医验方

【方名】安肠汤。

【组方】干姜 10 g，炮附片 15 g，党参 15 g，黄芪 20 g，补骨脂 25 g，炒

肖振球

白术 10 g，茯苓 15 g，薏苡仁 10 g，白头翁 15 g，槟榔 15 g，木香 10 g，延胡索 10 g，地榆 15 g，赤芍 15 g，鸡内金 10 g，炙甘草 10 g。

【功效】益气温阳、清热祛湿、理气活血。

【主治】寒热错杂、湿热瘀滞。

【方解】方中炮附片、干姜温补脾肾，共为君药。党参、黄芪益气健脾以扶正；炒白术、薏苡仁、茯苓祛湿止泻，利小便以实大便，五药共为臣药。补骨脂温肾助阳止泻；槟榔、木香行气导滞，理气止痛，"调气则后重自除"；白头翁、地榆清热凉血止血，延胡索、赤芍活血止血止痛，"和血则便脓自愈"；鸡内金消食和胃，七药共为佐药。炙甘草调和诸药，为使药。诸药合用，共奏益气温阳，清热祛湿，理气活血的功效。

【加减】便血量多者加三七 2 g、仙鹤草 20 g、地榆炭 10 g；便脓液者加败酱草 20 g、马齿苋 15 g；有瘀血并腹痛者加蒲黄 10 g、五灵脂 10 g；热毒重者，加黄连 6 g、黄芩 12 g、黄柏 10 g；腹胀剧者加大腹皮 10 g，厚朴 12 g、炒枳壳 10 g；饮食难消者，加炒谷芽 15 g、焦山楂 15 g、炒神曲 10 g。

## 验方医案

韦某，女，38 岁，2020 年 12 月 8 日初诊。主诉反复解黏液血便 4 年，再发 2 月余。外院诊断为溃疡性结肠炎，服药后症状可缓解，但反复发作。2 个月来大便每日 4～6 次，溏烂夹有血性黏液，矢气多，腹部隐痛，便后痛解，里急后重，纳寐可，小便调，口干口苦。易疲劳，畏寒，手足冰冷。舌淡有齿痕，舌尖有瘀点，苔微黄腻，脉弱。肠镜检查提示直肠至乙状结肠溃疡性结肠炎。西医诊断为溃疡性结肠炎。中医诊断为大瘕泻病，属寒热错杂、湿热瘀滞证。治宜益气温阳、清热祛湿、活血止血、理气止痛。处方：炮附片 15 g，干姜 10 g，党参 15 g，黄芪 20 g，补骨脂 25 g，白术 10 g，茯苓 15 g，薏苡仁 10 g，白头翁 15 g，槟榔 15 g，木香 10 g，延胡索 10 g，地榆 15 g，赤芍 15 g，鸡内金 10 g，炙甘草 10 g。7 剂，每天 1 剂，分 2 次温服。

2020 年 12 月 15 日二诊，患者诉服药后大便每日 3 次，质软夹少许黏液，矢气少，无腹痛及里急后重感，口干口苦、畏寒、手足冰冷诸症减轻。舌尖瘀点变淡，脉弱。效不更方，守方 14 剂，病情稳定。

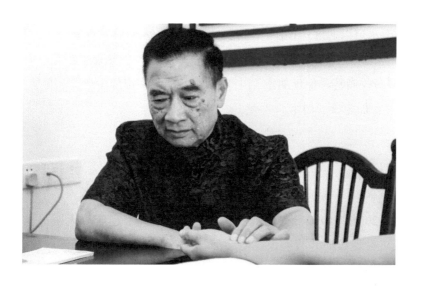

广西名老中医

谢逢生，主任医师，广西名老中医。梧州市中医医院原院长、中医内科学科带头人，退休后返聘参加梧州市名老中医传承师带徒工作。师从区全生、刘景新、黄伟林等名老中医，从医近60年，临证上坚守整体观念、辨证论治的中医基本思路，辨证以《黄帝内经》《伤寒杂病论》为纲，处方用药以经方为导，善配合岭南特色中草药。擅长对心脑血管疾病、各种血症、脾胃疾病、肝病、泌尿系疾病等内科常见多发病及疑难杂症的中西医结合治疗。

## 名医验方

【方名】益气通淋汤。

【组方】金钱草 30 g，海金沙 30 g，鸡内金 15 g，猪苓 15 g，泽泻 15 g，车前子 15 g，石韦 15 g，滑石 30 g，黄芪 30 g，丹参 20 g，桃仁 10 g，大黄 8 g，牛膝 15 g，地龙 10 g，白芍 20 g，甘草 6 g。

【功效】益气化瘀、清热利湿。

【主治】淋证——石淋。

【方解】方中金钱草、海金沙、鸡内金清热利湿，消坚排石；石韦、滑石清热利水，润滑水道以通淋；车前子、泽泻、猪苓等利水清肿，消除积液。

【加减】伴尿血加旱莲草、白茅根、小蓟；尿路感染、发热加金银花、蒲公英、栀子；腰腹绞痛甚者加延胡索、川楝子、素馨花；阴虚加生地黄、玄参、女贞子；气虚甚者加党参、白术。

## 验方医案

邬某，男，26 岁，1990 年 5 月 8 日初诊。主诉 1 天前起床后无明显诱因出现左上腹阵发性绞痛并放射至左侧腰部，牵引至少腹及会阴，伴尿频、尿急、尿道灼热刺痛，肉眼血尿而来就诊。查体体温 37.1 ℃，左肾区叩痛明显，左输尿管上段管区压痛。B 超检查提示左肾积液，左输尿管梗阻扩张，有 1.8 cm×1.3 cm 的结石 1 颗。尿常规检查提示草酸钙结晶（++），红细胞（+++），白细胞（++）。舌质红，舌边瘀点，苔薄黄，脉弦滑数。中医诊断为石淋。治宜清热利湿凉血、益气化瘀通淋。处方：金钱草 30 g，海金沙 30 g，鸡内金 15 g，猪苓 15 g，泽泻 15 g，车前子 15 g，滑石 30 g，黄芪 30 g，旱莲草 15 g，白茅根 20 g，栀子 10 g，大黄 6 g，丹参 15 g，地龙 10 g，白芍 20 g，延胡索 10 g，甘草 6 g。每天 1 剂，连服 10 剂，水煎饭前空腹服，复煎临睡前再服。并嘱患者多饮开水及配合跳跃运动。

1990 年 5 月 22 日二诊。患者诸症明显缓解，尿常规检查红、白细胞消失，但觉输尿管区疼痛部位下移。B 超复查提示左侧输尿管上段结石阴影消失，下移至左侧输尿管下段而接近膀胱入口，处上方去旱莲草、白茅根、栀子、延胡索，加石韦 15 g，桃仁 10 g，牛膝 15 g，以增强通淋化瘀的功效。继服 10 剂，6 月 2 日突然小便中断，膀胱胀痛难言，尿道刺痛难忍，肢冷汗出，呻吟不已而复诊。症见一四方形的结石半露嵌顿于尿道口，未敢强行取石，遂加黄芪 80 g，牛膝 20 g，大黄 15 g，1 剂。嘱患者急煎顿服，饮水储尿，加大运动力度，药后 20 分钟，用力排尿，嵌顿于尿道口的结石随尿冲出，结石大小为 1.8 cm×1.3 cm。B 超复查提示左肾积液消失，左侧输尿管及膀胱、尿道未见异常。继以猪苓汤，济生肾气丸调理善后，随访 1 年未见复发。

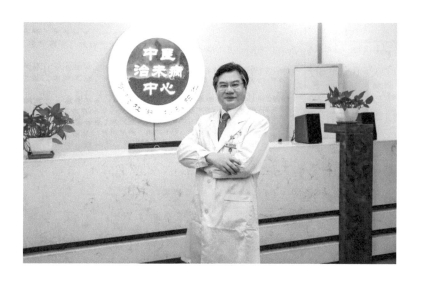

## 广西名中医

谢胜，主任医师，博士生导师，博士后合作导师，广西名中医，"中国医师奖"医务专家，广西中医药大学第一附属医院院长，国家临床重点专科脾胃病科学科带头人及医院中医治未病中心学科带头人，广西中医药大学中医内科学及中医养生学专业带头人。兼任中国民族医药学会脾胃病分会会长，中国医师协会中医师分会副会长，世界中医药联合会消化病分会副会长，中华中医药学会治未病分会副主任委员等。临床擅长于慢性疲劳综合征、睡眠障碍综合征、焦虑抑郁状态等内伤杂病的治疗，在脾胃病、治未病等方面有独到的经验，擅长经方、四时膏方的运用，创新构建了"四象脾土和五脏治未病模式"。主持完成国家级科研项目4项。获省市级科学技术进步奖8项。发表学术论文200多篇，主编著作5部，获国家发明专利5项。

## 名医验方

【方名】芪石升降归元饮。

【组方】黄芪 30 g，知母 10 g，柴胡 10 g，升麻 10 g，党参 15 g，山药 40 g，生赭石 15 g（先煎），鸡内金 10 g，生麦芽 20 g，巴戟天 10 g，熟地 30 g，天冬 15 g，麦冬 20 g，茯苓 15 g，五味子 5 g，砂仁 5 g（后下），桔梗 10 g。

【功效】益气健脾和胃、引火归元填精。

【主治】吐酸、胃痛、腹痛、痞满、便秘、虚劳等病证。

【方解】参见《四象脾土六气调神论》。①艮土格局：柴胡、升麻。柴胡入足少阳胆经，行"相火"之用，解艮土之郁；少阳为厥阴肝木之中气，木受火扇，万物因此演绎生化，故十一脏皆取决于少阳。升麻禀天秋平冬寒金水之气，得地南方中央火土之味，能升阳气于至阴之下，应于艮土承启之象，故可谓艮土"枢机药"。②巽土格局：黄芪、生麦芽、桔梗。黄芪，备"甲己化土"之用，而其生升之象，助阳气毕布；生麦芽善助肝疏泄以行肾气；桔梗"气微温，禀天初春稚阳之木气，入足少阳胆经；味辛……入手太阴肺经。气味俱升，阳也"，三者合用，阖厥阴、枢少阳、开太阳、毕布阳气。③坤土格局：山药、生赭石、鸡内金。山药色白入肺，味甘归脾，液浓益肾；鸡内金味酸而性微温，能消脾胃之积，无论脏腑何处有积，鸡内金皆能消之；赭石色赤，性微凉，其质重坠，善镇逆气；山药养阴，可备"庚万物"之用；赭石降震之雷火、巽之风火、离之正火。由此，坤之阴充实，火降且能安伏于土中，加上六腑之气皆通，天气则清净而无木火相扰之虞。④乾土格局：麦冬、天冬、熟地黄、茯苓、五味子、巴戟天。麦冬、熟地黄、茯苓、五味子、巴戟天，即引火汤，出自陈士铎《辨证录》。方中熟地黄为君药，大补肾水，麦冬润肺，二者金水相资。五味子兼备五味，入五脏，其性收敛，故具"归"脏之用。茯苓色白，味淡，性微甘，清肺金、平肝木，其性趋下，则火不得不随。附桂为引火归元圣药，然其有耗肾水之虞，故用巴戟天之温，则水火既济，安于肾宫。

受南方"炎方""瘴乡"之地域、气候特点影响，致该地域人群多脾虚湿壅，下元摄纳不及。故乾土阶段以引火汤制方思路为治疗法要，在此基础上加砂仁，一是纳气，二是解熟地黄之滋腻。

【加减】

（1）艮土格局加减用药。

①艮土格局不及：减乾土、坤土格局用药，酌加解水寒、土湿、木郁之药。如附子、干姜、益智仁、乌头、桂枝、川芎、吴茱萸、川椒、小茴香、高良姜等。

②艮土格局太过：减巽土格局用药，酌加补益肝肾、甚则泻肝之药。如白芍、生牡蛎、牡丹皮、茵陈、酸枣仁、枳实、乌梅、当归、川楝子。

（2）巽土格局加减用药。

①巽土格局不及：重视中气"相火"之用。

②巽土格局太过：扶助中气"肺金"以制衡，同时须补益肝肾。（方药参前）

（3）坤土格局加减用药。

①坤土格局不及：减艮土、巽土格局用药，酌加养胃阴、脾阴及肺阴之药。如麦冬、石斛、天花粉、桑叶、百合、芦根、五味子、山药、小麦、红枣等。

②坤土格局太过：减乾土格局用药，酌加健脾祛湿之品以救土之困顿、解脾肺两脏之"重强"。如草豆蔻、白豆蔻、苍术、半夏、薏苡仁、草果、藿香、石菖蒲等。

（4）乾土格局加减用药。"阴中求阳，滋阴潜阳"，如葫芦巴、肉桂、砂仁、生地黄、黄柏、知母、玄参等。

## 验方医案

陈某，女，66岁，2016年11月29日初诊。主诉反酸、嗳气伴胃脘痛5年余。患者自述反酸、嗳气、胸骨后灼热及胃脘部隐痛不适。曾于某医院镜检诊为"糜烂性食管炎"，既往规律服用PPI药物治疗数月，症状未见明显改善，且停药后病情加重。为求进一步诊治，特来诊。刻诊症见反酸、嗳气，胃脘部疼痛，胸闷气短，胃纳欠佳，寐差梦多，腰酸乏力，大便不畅；舌黯红、苔薄黄、脉浮滑。中医诊断为吐酸病。处方：黄芪30 g，知母10 g，桔梗10 g，柴胡10 g，升麻10 g，党参15 g，山药40 g，生赭石15 g（先煎），

187

鸡内金 10 g，生麦芽 20 g，巴戟天 10 g，熟地 30 g，天冬 15 g，麦冬 20 g，茯苓 15 g，五味子 5 g，砂仁 5 g（后下），桔梗 10 g。每天 1 剂，水煎 2 次取汁 200 ml，午餐前分两次温服，共 10 剂。并嘱患者晚上 10 时前卧床休息，避免夜间外出剧烈活动。

2016 年 12 月 8 日二诊。患者反酸、嗳气明显缓解，乏力、气短减轻，胃纳转佳，精神振作。偶有腹胀，大便欠畅；舌淡红、苔白，脉缓。予原方，砂仁 10 g（后下），共 7 剂，煎服法及医嘱同前。

后继守上方加减，前后服药 1 月余，患者诸症皆除，随访 3 个月未见复发。

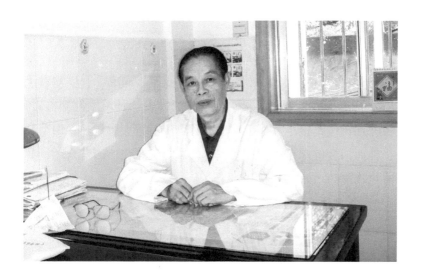

徐富业

全国老中医药专家学术经验继承工作指导老师

全国名老中医

桂派中医大师

徐富业，主任医师，教授，硕士生研究生导师，第三批全国老中医药专家学术经验继承工作指导老师，全国名老中医，桂派中医大师，广西中医学院内科学学科带头人。曾任广西中医药大学附属瑞康医院院长、广西中医药学会副会长、广西中医学院临床医学系主任等。从事临床、教学和科研工作50多年，擅长运用"动静并治"理论和治法治疗脾胃病、肝胆病、肺系疾病以及糖尿病、睡眠障碍、疑难杂症。2006年12月获中华中医药学会首届中医药传承特别贡献奖，中国中西医结合管理学会中西医结合突出贡献奖；发表论文50多篇，参编著作6部。

## 名医验方

【方名】胃肠合剂。

【组方】党参20 g，白术10 g，茯苓25 g，砂仁9 g，法半夏12 g，陈皮

6 g，广木香 9 g（后下），川黄连 6 g，黄芩 6 g，葛根 20 g，神曲 9 g，白芍 20～30 g，玫瑰花 9 g，甘草 6 g。

【功效】健脾和胃、清热除湿。

【主治】慢性胃炎、慢性肠炎证属脾虚大肠湿热者。

【方解】本方由香砂六君子汤和葛根芩连汤合方加味而成。香砂六君子汤（党参、白术、茯苓、砂仁、法半夏、陈皮、广木香、甘草）健脾益胃，以助运化；葛根芩连汤（葛根、黄芩、黄连、甘草）清解大肠湿热；白芍合甘草缓急止痛；神曲消食健脾止泻；玫瑰花收敛止泻又止痛。诸药合用，共奏健脾和胃，清热除湿的功效。

【加减】兼气滞偏热者加川楝子 10 g、延胡索 10 g；胃虚兼寒者加干姜 10 g；食滞者加山楂 10 g、麦芽 30 g；肝火明显者可加吴茱萸 4 g；兼见瘀血加桃仁 10 g、红花 6～9 g；呕吐者可加藿香 10 g、佩兰 10 g。

## 验方医案

马某，女，48 岁，2003 年 7 月 8 日就诊。患者上腹部、下腹部疼痛反复 3 年余，再发及症状加重而来诊。症见胃脘部隐痛，自觉胃脘空虚感，下腹胀痛，上腹按之痛减，左下腹按之痛甚，但无反跳痛，伴嗳气、欲吐，大便溏烂，日行 5～6 次，量少，排便不爽，曾到多家医院及诊所诊治，服中、西药均无效。来诊时天气炎热，气温 35～36 ℃，患者虽身着长袖厚外衣，仍觉怕冷，但无外感表证。刻诊症见面色萎黄，形瘦目陷，精神萎靡，语声低沉无力，舌质淡红，苔黄白相兼厚腻，脉沉细。在外院胃镜检查提示慢性浅表性胃窦炎，肠镜检查提示慢性结肠炎。西医诊断为慢性浅表性胃窦炎、慢性结肠炎。中医诊断为脘腹痛，属脾胃虚挟湿热证。考虑患者体虚，中阳不振，下焦肠腑湿热困扰，应胃肠同治。选用自拟胃肠合剂治疗，用药 1 周见效，患者自觉身体舒适，症状大减。因药扣病机，原方适当加减，坚持服药月余，效果显著。随后继服 2 个月，患者诸症悉除，体重增长 10 kg，面色红润，精神奕奕，对药效感到满意。

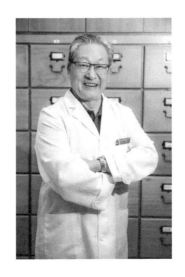

## 广西名老中医

　　徐光耀，主任医师，广西名老中医，推拿开拓者与学术带头人。首先提出"松则通、正则通、动则通"的推拿治疗原理，深得一指禅推拿流派、滚法流派、正骨流派及小儿推拿真传，师从浙江名老中医沈杰先生。1999年9月应香港大学邀请创设推拿学与骨伤学课程，并主持骨伤门诊。2005年退休后受聘香港大学副教授7年，2012年8月受聘于香港中文大学任专业顾问，负责香港医管局对中青年医师的培训工作。曾任全国推拿学会委员、广西推拿学会主任委员、广西中医气功学会主任委员、光明中医骨伤科函授大学、副教育长、《中国中医骨伤科杂志》编委兼编辑部副主任职位。1988年获国家人事部"中国杰出骨伤人才"称号，1995年获广西卫生厅与人事厅联合授予的"优秀医学科技工作者"称号。

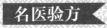

**名医验方**

　　【方名】解凝举臂汤。

【组方】葛根 15 g，牛蒡子 10 g，白蒺藜 10 g，桂枝 15 g，羌活 10 g，僵蚕 10 g，七叶莲 30 g，法半夏 10 g，胆南星 6 g，黄芪 15 g，何首乌 30 g。

【功效】疏散风邪、益气养血、活筋松节解凝。

【主治】肩凝症。症见肩痛因劳累或天气变化诱发，渐成持续性疼痛，昼轻夜重，常眠中痛醒；晚期因三角肌或冈上肌、肱二头肌等肌萎缩及关节囊粘连严重影响肩关节活动，出现肩胛骨代偿性活动现象。多见于 50～60 岁老人。相当于肩周炎（冻结期）。

【方解】牛蒡子、白蒺藜性辛发散，祛风疏肝，与葛根相合以宣阳解肌，且可鼓舞胃气，不伤津液。葛根可助颈肩微循环周流，改善心功能。桂枝、羌活温经散寒祛风，通治颈背、肩部酸痛。加七叶莲祛瘀肿、解拘挛，有助于关节活动恢复。顽痹宿疾，湿蕴为痰，痰滞络脉关节，故投僵蚕、法半夏、胆南星化痰散结；且胆南星辛散走窜，专走经络，直攻病所，自当事半功倍。何首乌、黄芪同用，补气益精血，濡养筋骨，扶助正气。

【加减】血瘀加丹参 20 g、赤芍 10 g；肾虚加五加皮 10 g、淫羊藿 12 g；偏寒加独活 12 g；痛剧加两面针 10 g；寒郁化热酌加忍冬藤 30 g。配合三角巾悬吊和功能锻炼以增强疗效。

### 验方医案

古某，男，54 岁，1987 年 3 月 12 日初诊。患者因"右肩疼痛 3 年，加剧 2 个月"来诊。自诉右肩抬物致伤引起疼痛已 3 年，半年前渐感活动受碍。近 2 个月逢阴雨寒冷，肩部痛势趋剧，抬肩、外展及后伸摸脊均困难，不能卧向患侧。局部肿胀，皮色光亮，有肩肱连动、上身向健侧倾斜的肩胛骨代偿性活动姿态。舌淡，苔薄白，脉弦。刻诊症见右肩疼痛，活动障碍，阴雨天气疼痛加剧，舌淡，苔薄白，脉弦为辩证要点。治宜疏散风邪，益气养血，活筋松节解凝。处方：解凝举臂汤。每天 1 剂，水煎，分 2 次服。患者服药后肩肿减，痛热缓，服至 10 剂，肿消，痛减明显。15 剂后右肩上举、外展接近正常，唯后伸摸脊欠佳。嘱患者配合功能锻炼，并再服上方 5 剂，后伸功能已明显进步。前后共服药 25 剂，继以加强功能锻炼，以防止复发。

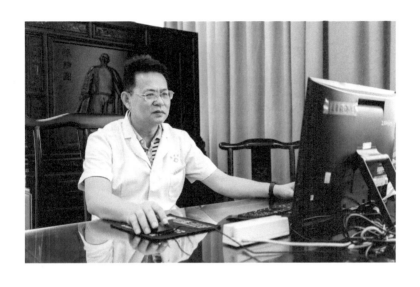

广西名老中医

徐敏，主任医师，硕士生导师，广西名老中医，广西中西医结合骨科学会常任理事。长期从事中医临床工作，坚持中西医并重。在应用中医外治法治疗脊柱退行性疾病的长期实践中提出了"脊柱失衡理论"及"脊柱整体辨证局部外治方案治疗脊柱退行性疾病"的观点。擅长运用推拿、针刀等中医特色方法治疗脊柱疾病、关节疾病、脊柱退行性疾病，熟练前后路手术治疗腰椎间盘突出症、腰椎滑脱、椎管狭窄、颈椎病等，尤其擅长高风险、高难度的颈1、颈2椎体骨折、脱位及肿瘤的诊治，是能从事颈椎高难度手术的广西为数不多的专家之一。发表论文20多篇，主持和参与省市级课题12项，获柳州市科技进步奖5项。

## 名医验方

【方名】葛根汤合半夏白术天麻汤加减。

【组方】葛根15 g，芍药6 g，白术15 g，天麻15 g，法半夏9 g，大枣（红枣）9 g，炒酸枣仁 15 g，浮小麦 30 g，三七粉（田七粉）5 g（冲服），川芎 9 g，姜竹茹 9 g，荆芥 9 g，防风 6 g，菊花 12 g，枸杞子 12 g，白芷 9 g，细辛 3 g，陈皮 9 g。

【功效】祛痰止眩、解肌祛湿。

【主治】主治痰蒙清窍兼有太阳表证。

【方解】方中葛根、半夏、白术解肌化痰为君药，天麻、芍药平肝息风，大枣、炒酸枣仁、浮小麦、姜竹茹、菊花疏肝理气为臣药，川芎、三七活血化瘀，荆芥、防风祛风除湿，枸杞子、白芷、细辛、陈皮理气通络。

【加减】夜寐不安者去细辛、浮小麦、枸杞子、白芷，加茯神、夜交藤；头痛者加桃仁、红花；发热恶寒者加麻黄。

## 验方医案

罗某，男，74 岁，2019 年 12 月 25 日初诊。患者反复颈肩疼痛、头晕 2 年，再发加重 1 周。自诉 2 年前无明显诱因出现颈肩疼痛、头晕，症状时轻时重，发作时颈痛明显、头晕目眩，有时自行卧床休息 1～3 天可缓解，曾多次到门诊治疗，症状难以根除，1 周前因劳累后颈肩疼痛、头晕再发，目眩、恶心欲吐，稍感胸闷，心烦失眠，肩颈僵硬，口苦咽干，小便稍黄，大便正常。舌淡，苔白腻，脉弦滑。西医诊断为椎动脉型颈椎病，中医诊断为眩晕——痰蒙清窍兼太阳表证。治法当化痰止眩、解肌祛湿为法。处方：葛根汤合半夏白术天麻汤加减。水煎服，每天 1 剂，连服 5 剂。

2019 年 12 月 31 日二诊。患者服药后诸症减轻，舌红，苔薄白，脉弦，无明显恶心，仍有昏沉感，睡眠不佳，颈肩仍有发紧感，口稍苦，二便尚可。说明太阳表证仍在，痰湿大部分已除。予中医正骨手法松解颈肩肌肉配合颈椎小关节微调，中药守前方去半夏、细辛、浮小麦、枸杞子、白芷，加用茯神 12 g，夜交藤 10 g，水煎服，每天 1 剂，连服 5 剂。

2020 年 1 月 5 日三诊。患者诸症基本缓解，稍感头昏，夜寐尚可，颈肩稍酸胀，舌红，苔薄白，脉弦。继续以中医正骨手法推拿颈部，中药守原方 5 剂后诸症除。

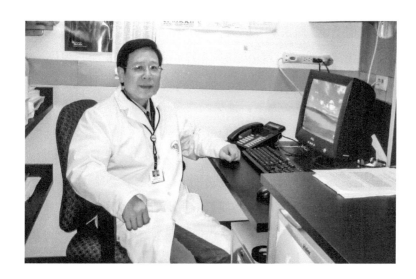

广西名老中医

　　宣伟军，教授，博士生研究生导师，广西名老中医，广西中医药大学重点学科五官科学科负责人，美国哈佛大学医学院客座教授及技术研究员。早年师从国医大师干祖望教授和耳鼻咽喉科先驱董民声教授。擅长应用中医中药经验辨证内、外治疗耳鼻喉科各种慢性病和疑难杂症，并已形成个人治疗特色和优势，且不少专科专病疗效显著，治愈率高。主持国家级科研项目 4 项、省部级科研项目 3 项，主编和参编医学著作 6 部，发表论文 80 篇，其中 SCI 论文 10 多篇。

## 名医验方

　　【方名】鼻敏汤。

　　【组方】黄芪 16 ～ 25 g，五指毛桃 10 ～ 15 g，白术 10 ～ 15 g，苍耳子 8 ～ 10 g，白芷 10 g，辛夷花 10 g，藿香 10 g，诃子 10 g，川芎 10 g，防风 10 g。

【功效】益气固表、宣肺通窍。

【主治】气虚型鼻鼽（普通型变应性鼻炎之一）。

【方解】黄芪、五指毛桃、白术益气固表，为君药；苍耳子、白芷、辛夷花、藿香宣肺通窍、祛湿止涕，为臣药；防风祛风止痒，诃子收敛止涕，为佐药；川芎活血通络、引药上行，为使药。

【加减】病及脾土，脾气虚弱为主，证见喷嚏鼻塞较重，清涕淋漓不止，鼻甲黏膜苍白肿胀，兼见肢体倦怠、少气懒言、面色萎黄、舌淡胖苔白、脉缓弱者，选加党参、当归、苍术等。病及肾府，肾阳不足为主，证见喷嚏频频、清涕滂沱难敛、鼻甲黏膜灰白肿胀，兼见形寒肢冷、腰膝酸软、大便溏稀、面色白或黧黑、舌淡苔白、脉沉弱者，选加炙附子、桂枝、补骨脂等。鼻痒盛者，选加荆芥、蝉蜕、白癣皮等。老年人和小儿剂量酌减。

## 验方医案

曾某，女，32岁。主诉反复阵发性鼻痒、喷嚏、流水涕伴鼻塞3年。病起于产后体弱，每易伤风感冒，日久演变而致。发时鼻酸鼻痒，遂喷嚏频作、清涕淋漓，甚则鼻塞头痛，曾自服速效伤风胶囊等，症状暂时缓解，但仍反复发作，经年不愈，秋冬换季或早晨起床等尤甚。诊刻症见下鼻甲黏膜苍白肿胀，兼见肢体倦怠，少气懒言，动则虚汗，面色萎黄，舌淡胖苔白，脉缓弱。变态反应学检查血总 IgE 450.132 IU/ml，尘螨 1.403 IU/mL（++）。西医诊断为变应性鼻炎。中医诊断为鼻鼽（肺脾气虚型）。治宜益气固表、宣肺通窍，处方：鼻敏汤加减，黄芪20 g，五指毛桃10 g，白术15 g，党参15 g，苍耳子8 g，白芷10 g，辛夷花10 g，藿香10 g，诃子10 g，川芎10 g，防风10 g，麻黄根10 g，当归10 g，苍术10 g，蝉蜕3 g。每天1剂，水煎服。连服1周，鼻症大减，全身状况明显改善。再服1周，鼻疾悉除，虚汗尽消，全身状况基本改善，舌稍淡，脉平变有力，只是大便时常秘结，时有痰咳。原方去藿香、诃子、苍术、麻黄根，加桃仁10 g、杏仁10 g、紫菀10 g，连服1周，大便调，咳痰止。继用鼻敏汤适当加减调治，以后未再复发。

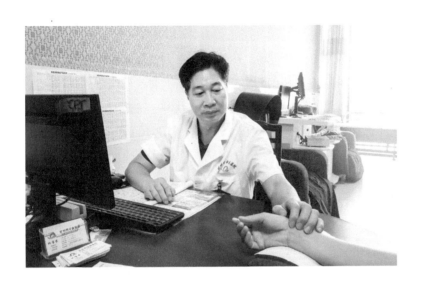

## 广西名中医

姚宝农，主任医师，广西名中医，钦州市第八批拔尖人才，钦州市中医医院党委书记，广西中医药大学硕士研究生导师，第一批国家中医药管理局中医科普巡讲团专家组成员，广西中医药学会中医内科学专业委员会副主任委员，广西中西结合学会神经病科专业委员会副主任委员，广西中医药学会药膳食专业委员会副主任委员。临床主张中西医优势互补，针、灸、药结合，自我总结的"病、症、舌、脉、证治辨证模式"自成一体。擅长治疗中风、失眠、眩晕、头痛、抑郁症、焦虑症等。申请发明专利1项，主持和参与科研课题10多项，其中"黄帝内经运气历法理论及临床研究"获钦州市科学技术进步奖。发表论文20多篇。

### 名医验方

【方名】枣仁龙珠饮。

【组方】酸枣仁 15～30 g，知母 10～15 g，茯神 30 g，茯苓 15～20 g，川芎 10 g，法半夏 15～25 g，竹茹 5～10 g，陈皮 10 g，枳实 10 g，炙甘草

10 g，龙骨 30 g，珍珠母 20～50 g。

【功效】养肝清胆、调和肝胆、化痰祛湿、升清降浊、安魂宁神。

【主治】失眠、多梦易醒。

【方解】本方由酸枣仁汤、温胆汤、珍珠母丸三方整合而成。酸枣仁汤与珍珠母丸补血养肝、安神定魂，药用酸枣仁、川芎、龙骨、珍珠母、茯神；温胆汤清胆和胃，药用知母、竹茹清心除烦，法半夏、茯苓、陈皮、枳实和胃化痰。

【加减】肝郁选加柴胡 10 g、合欢皮 15 g、合欢花 10 g；热在气分选加石膏 30 g、寒水石 30 g、黄芩 15 g、栀子 10 g；热在血分选加丹参 30 g、玄参 15 g、丹皮 15 g 等；痰湿甚者加远志 15 g、菖蒲 15 g；心神不宁者选加养心安神如柏子仁、五味子、红参等，甚则重镇安神加龙齿、牡蛎、朱砂等。严重失眠可选加右佐匹克隆、阿普唑仑、奥氮平等西药，焦虑症引起的失眠可并用黛力新或阿普唑仑。

## 验方医案

黄某，女，37 岁，2019 年 11 月 13 日初诊。主诉失眠多梦一个多月，难入睡，睡后易醒，对响声敏感，每晚醒 2～3 次，常做噩梦。日间常觉头昏不清醒，不易集中精神，伴口苦，纳食尚可，二便调。月经周期、经期正常，月经量近 2 个月减少。失眠后因担心西药成瘾而拒绝治疗，后经朋友介绍来诊。症见神差，左关脉弦，右关脉滑，舌体胖大，有齿印，中央舌苔稍腻，舌质淡白。四诊合参，辨为肝血不足兼痰湿、肝胆不和的不寐证。治宜养肝清胆、化痰祛湿、安魂宁神。方选枣仁龙珠饮加减，处方：酸枣仁 30 g，知母 10 g，茯神 30 g，茯苓 15 g，川芎 10 g，法半夏 15 g，竹茹 10 g，陈皮 10 g，枳实 10 g，炙甘草 10 g，龙骨 30 g，珍珠母 50 g，柴胡 10 g，黄芩 10 g。7 剂，每天 1 剂，水煎，复煎，分 2 次服。嘱患者每晚养成 11 点左右上床的睡眠习惯，睡前 3 小时内不做剧烈运动，下午后不饮茶、咖啡等兴奋饮食，上床后不看电视、手机，形成良好的睡眠习惯。

2019 年 11 月 20 日二诊。患者睡眠明显改善，腻苔退，左关稍弦，右关滑。效不更方，原方再进 7 剂。

2019 年 11 月 27 日三诊。患者睡眠基本恢复正常，但时有惊醒。原方去黄芩、柴胡，加柏子仁 15 g、远志 10 g，再进 7 剂，以巩固疗效。

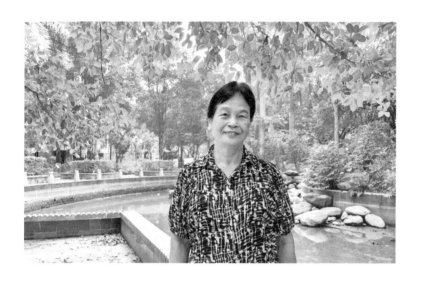

叶庆莲

**广西名老中医**

叶庆莲，教授，硕士研究生导师，广西名老中医。曾任广西中医药大学中医基础理论学术带头人，原中基内经教研室主任。从事中医教学、临床及科研工作近50年，主要研究领域为中医治则治法理论及临床运用、《黄帝内经》运气理论，为诊治内科常见病及疑难病症积累丰富的经验。发表论文40多篇，主编和参编著作20部，编著的教材曾获国家卫生部、广西壮族自治区教育厅及广西医学院颁发的优秀教材一等奖2项、二等奖1项、三等奖1项。

## 名医验方

【方名】柴金疏肝和胃汤。

【组方】柴胡10 g，白芍15 g，党参15 g，茯苓15 g，白术10 g，姜半夏10 g，陈皮6 g，益智仁10 g，郁金10 g，吴茱萸3 g，川黄连4 g，甘草6 g。

【功效】疏肝清火、降逆止呕、健脾和胃。

【主治】胆汁反流性胃炎、胆汁反流性食管炎及以胸脘灼热胀痛、痞闷口苦反流清涎、嗳气吞酸嘈杂、口淡食少为主要征象的病症。

【方解】党参性平力缓，补脾而不腻，养胃而不燥；脾虚易湿涎内生，以白术健脾除湿；茯苓甘淡渗湿，顺应"脾喜燥恶湿"的生理特性，恢复脾胃运化之职；陈皮能行能降，具有理气运脾的功效，姜半夏善化痰涎而降胃气，二陈相合，使脾气流通、胃气和降，与四君相合，使补而不滞、行而不散；益智仁温脾摄涎，以左金丸清肝泻火、辛开苦降，加以柴胡、白芍、郁金，疏肝柔肝，行气解郁。

【加减】痰气郁结胸脘、嗳气吞酸较甚者加海螵蛸、浙贝母、紫苏梗、佛手；脾胃虚寒、胃中嘈杂、口淡食少、反流清涎甚者去川黄连，加缩砂仁、干姜、刀豆；挟瘀、胸脘胀闷刺痛、舌暗者加蒲黄、五灵脂、三七。

## 验方医案

李某，女，44岁。初诊诉胃脘反复隐痛近10年，胃镜检查提示胆汁反流性胃窦炎伴隆起糜烂，HP（+）。患者诉半月来，因饮食不慎致胃脘疼痛复发，饥时隐痛，食后则胀，多食胀甚，伴口气重，嗳气泛酸，矢气多，大便偏烂，舌质略红，苔薄白，脉弦细。平素脾胃气虚，又饮食伤胃，致脾不运化，胃失和降，湿滞木郁化热。治宜清热燥湿、理气和胃。用柴金疏肝和胃汤加减治疗，处方：柴胡10g，白芍15g，党参15g，白术10g，茯苓15g，陈皮6g，姜半夏10g，元胡15g，黄连5g，吴茱萸3g，鸡内金10g，莱菔子15g，川朴10g，大腹皮15g，海螵蛸30g，砂仁10g，广木香6g（后下），甘草6g。7剂，水煎服。

二诊诉服药7剂，胃痛转轻，脘胀减，仍口气重，嗳气，舌质略红，苔薄白，脉弦细。上方加玄参12g、佩兰10g、旋覆花10g（包煎），7剂，水煎服。

三诊诉胃痛轻，脘微胀，口气少，偶有嗳气，大便仍烂，每日2次，舌质略红，苔薄白，脉弦细。疏肝合胃汤方加山药15g、扁豆15g，10剂，水煎服。

四诊复查HP（-），胃仍有不舒，偶有嗳气，脘已不胀，大便转调，舌质略红、苔薄白，脉弦细。再以健脾益气，和中降逆愈疡为法。用香砂六君汤加减治疗：柴胡 10 g，白芍 15 g，党参 15 g，白术 10 g，云苓 10 g，陈皮 6 g，法半夏 10 g，三七 3 g，白及 6 g，砂仁 10 g，广木香 6 g（后下），甘草 6 g。7 剂，水煎服。

五诊诉胃痛基本消失，脘胀除，纳食可，大便调，舌质淡红、苔薄白，脉弦细。上方继续服 15 剂，以巩固疗效。

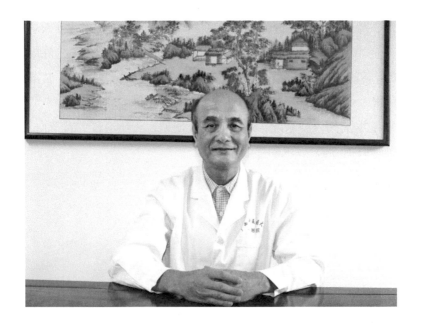

易光强

广西名老中医

易光强，主任医师，教授，广西名老中医。临床经验丰富，医术精湛，擅用温阳灸法结合针刺、"灵龟八法"、刺络放血法、浅刺法治疗疑难病证及顽固性痛证。

## 名医验方

【方名】针灸刺络拔罐治疗带状疱疹后遗肋间神经痛。

【组方】（1）针刺治疗。取穴肺俞、心俞、膈俞、肝俞、脾俞、相应胸段夹脊穴（第3、第5、第7、第9、第11胸椎棘突下旁开0.5寸）、期门、日月、支沟、阳陵泉、太冲、合谷、足三里。常规进针得气后，施用提插捻转法，虚补实泻，留针30分钟，每天1次。

（2）温和灸。取穴相应胸段夹脊穴（第3、第5、第7、第9、第11胸椎棘突下旁开0.5寸）。在针刺治疗的同时进行施灸，每穴用艾条温和灸30分钟，每天1次。

（3）刺络拔罐。在肋间神经痛的区域选择阿是穴。上述针刺温和灸完毕后，休息10分钟后施术。每次选择3穴，穴位常规消毒后，用一次性无菌注射针头刺络出血后加拔火罐5分钟。每天1次。

以上治疗均10次为1疗程，疗程之间休息2天，治疗2疗程观察疗效。

【功效】调理脏腑、扶正祛邪、温阳通络、化瘀止痛。

【主治】带状疱疹后遗肋间神经痛。

【方解】胸胁乃肝、胆经脉循行所过之处，肝俞与期门俞募配穴，疏肝理气、通络止痛；日月为胆之募穴，配期门可疏调肝胆二经之气；支沟配阳陵泉，刺之可疏通少阳、舒筋活络，善治胸胁疼痛；气滞血瘀，不通则痛，膈俞为"血会"，针之活血化瘀止痛；太冲疏肝理气，配合谷行气活血，通络止痛；"菀陈则除之"，在肋间神经痛的区域选择阿是穴刺络拔罐，可排除邪毒瘀血，活血化瘀，通络止痛；肺主皮毛，取肺俞疏通患处皮肤气血的瘀滞；"诸痛痒疮，皆属于心"，取心俞活血通络、化瘀止痛；脾俞配足三里健脾利湿、扶正祛邪；针刺加灸相应夹脊穴，能温通患处气血、活络止痛。

【加减】失眠加针刺安眠、百会、印堂、四神聪；便秘加针刺天枢、上巨虚。

### 验方医案

李某，男，72岁。2012年5月9日初诊。患者3月前患带状疱疹，经治疗疱疹愈，但右胁肋疼痛未缓解，经中西药物治疗未见明显好转，右胁肋部阵发性闪电样、针刺样疼痛，舌淡紫，苔黄腻，脉弦滑。既往有嗜酒史。诊断为带状疱疹后遗肋间神经痛。此属中医学的"胁痛"范畴，为年老体弱者，正不胜邪，气血凝滞，不通则痛。需调理脏腑，扶正祛邪，温阳通络，化瘀止痛。针刺取穴肺俞、心俞、膈俞、肝俞、脾俞、日月、期门、相应胸段夹脊穴（第3、第5、第7、第9、第11胸椎棘突下旁开0.5寸）、支沟、阳陵泉、太冲、合谷、足三里，针刺施用提插捻转法，虚补实泻，留针30分钟。同时，温和灸相对应夹脊穴（第3、第5、第7、第9、第11胸椎棘突下旁开0.5寸）30分钟。上述针刺温和灸施术完毕后，休息10分钟，出针后在肋间神经痛的区域选择阿是穴3处，常规消毒后，用一次性无菌注射针头刺络出血后加拔火罐5分钟。经1次治疗后患者即觉疼痛明显减轻，治疗15次后疼痛消失，巩固治疗5次，随访6个月未复发。

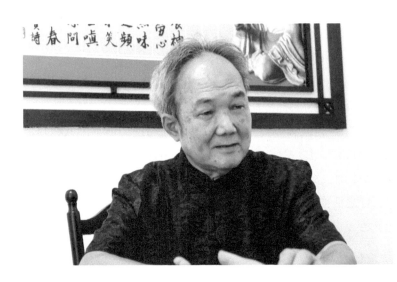

余培南

## 广西名老中医

余培南，主任医师，广西名老中医，享受国务院政府特殊津贴专家。曾先后任梧州市中医医院外科主任、梧州市中西医结合医院院长，现任梧州市中医医疗集团顾问、梧州市岭南中医药研究所顾问。亚洲蛇伤防治学会会长，我国蛇伤、疮疡两门学科的学术牵头人之一。善治毒蛇、毒虫咬伤等奇难杂症，擅长制作丸、散、膏、丹等中药制剂，在祖传方基础上先后研制成功"神农"系列中草药制剂，应用于跌打损伤、皮肤病、各类烧伤、疗、痈、急慢性溃疡及骨髓炎等的治疗均有独特疗效。牵头研究制定《毒蛇咬伤的鉴别诊断与临床分型、分度、分级标准》，成为国际上统一使用的标准并沿用至今。主编及参编著作 19 部。

### 名医验方

【方名】小叶汤。

【组方】小叶三点金 100 g，半边莲 30 g，通城虎 5 g，东风菜 30 g，红背丝绸 20 g，石柑子 30 g。

【功效】清热解毒、消肿止痛。

【主治】毒蛇咬伤。

【方解】小叶三点金、半边莲、石柑子是治疗各种毒蛇咬伤的君药，对神经毒、血循毒、混合毒毒蛇咬伤均有效。东风菜为臣药，配合君药加强活血化瘀、消肿止痛、疏通微循环的作用。红背丝绸为佐药，有类肾上腺皮质激素的作用，辅助君药、臣药增加机体对蛇毒的耐受力。通城虎为使药，引药直达病所。

【加减】火毒为主加穿心莲 10 g、当归 15 g；风毒为主加白芷 15 g、蝉衣 10 g、蜈蚣 2 条；风火毒加山芝麻 30 g、生地 30 g、当归 15 g、蜈蚣 2 条、丹皮 10 g；发热加柴胡 15 g、生石膏 30 g；热甚伤津加玄参 30 g、花粉 15 g、玉叶金花 30 g；大便不通加生大黄 30 ～ 60 g、玄明粉 15 ～ 25 g；小便不利加猪苓 15 g、木通 15 g；出血加梨叶悬钩子 30 g、侧柏叶 15 g；痛不可忍加护心胆 15 g、青木香 15 g；恶心呕吐加三叶半夏 5 g、竹茹 30 g、生姜 10 g；痰多加川贝 10 g、法半夏 10 g、竹沥 50 ～ 100 ml；咽痛加射干 10 g、山豆根 10 g。

## 验方医案

李某，男，25 岁，1991 年 8 月 23 日 6 时 30 分不慎被重达 1275 g 的金环蛇咬伤右食指（咬住 3 分钟之久），伤后 5 小时送至梧州市中医医院。入院时神志尚清，检查尚合作。诉呼吸困难，心闷欲吐，头晕，吞咽有异物感。能发音但说话不清，表情淡漠，全身肌肉痛及肌肉触痛明显，眼睑明显下垂，瞳孔对称但扩大至 6 mm，对光反射减弱，鼻翼扇动，喉头刺激征（＋），咽部充血，右食指末节牙痕 2 个，伤口肿痛，肿势至腕关节。入院后，病情进一步发展，出现少尿及肌红蛋白尿，尿量每天少于 100 ml，并出现沉积性水肿。尿常规检查尿蛋白（＋＋＋）、白细胞（＋）、红细胞（＋）、管型（＋）、隐血（＋＋＋＋）。血常规检查红细胞 $4.5 \times 10^{12}$/L、白细胞 $2.52 \times 10^{10}$/L、中性 0.91、淋巴 0.09。血 BUN 44.6 mmol/L，Cr 350 mmol/L，$CO_2$cp 28.2 mmol/L。接着出现呼吸麻痹，立即切开气管插管，使用呼吸机维持人工呼吸抢救，并给予小叶汤加减，处方：小叶三点金 100 g，车前草、茅根、半边莲各 30 g，红背丝绸、生地黄、香白芷各 15 g，水煎鼻饲；本院产蛇伤胶囊 5 粒 Q4h 鼻饲，并用加味大承气汤（桃仁 30 g，枳实 15 g，厚朴 15 g，大黄 50 g 后下，玄明粉 20 g），水煎鼻饲及保留灌肠；20% 大蒜液气管内滴入；低分子右旋糖酐扩溶，速尿利尿，5% 碳酸氢钠碱化尿液，抗炎用青霉素及地塞米松，能量合剂静滴。经 336 小时的人工辅助呼吸抢救，患者成功脱离呼吸机，恢复了充分的自主呼吸，且安全度过少尿期，进入多尿期，此时控制入量，注意水电解质的平衡。经 43 天的住院辨证论治，使用梧州蛇伤疗法后治愈出院。30 年来，患者常到梧州相叙，无任何后遗症。

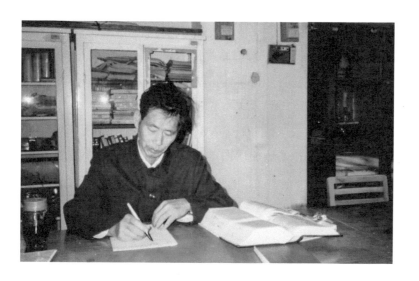

广西名老中医

玉振熹，教授，广西名老中医，原广西中医学院中医儿科教研室主任及学术带头人。从事中医儿科临床、教学、科研工作50多年，其学术思想是依据小儿"稚阴稚阳"而"注重中病即止和病后调理肺脾肾以扶正固本"，注重辨病与辨证相结合。善于调理脾胃，又重在扶正固本，其经方和用药组方精炼，以平淡易于服用见长。用药遵循"贵在和平""药必对证中病，勿过剂"和"切忌妄行猛浪"，认为"勿过汗伤阳，过下伤阴，或毒药夭儿命"。发掘古方，创立新方，创立的"扁桃一号""青山菊合剂""咽结膜热方""利咽止咳汤"等，擅长治疗外感热病、咽源性咳嗽及反复呼吸道感染。

## 名医验方

【方名】利咽止咳汤。

【组方】岗梅根 10 g，一点红 10 g，磨盘草 10 g，桔梗 8 g，浙贝母 6 g，蝉蜕 6 g，甘草 6 g。

【功效】祛风利咽止咳。

【主治】咽源性咳嗽、风热咳嗽。

【方解】方中岗梅根、一点红、桔梗清热解毒、利咽生津祛痰；蝉蜕（蝉花）祛风解痉、消肿止痛；浙贝母、磨盘草疏风清热、化痰止咳；甘草甘平，和中祛痰止咳，调和诸药。诸药合用而起到清热利咽、化痰止咳、祛风解痉、消肿止痛的功效。

【加减】痰多加法半夏6g；纳少加麦芽8g；汗出多加浮小麦10g；咽干痰粘不易咳出加沙参10g；发热加冰糖草8g。风寒咳嗽不宜用，禁食辛辣煎炸之品。

## 验方医案

陈某，女，3岁，咳嗽反复10多天，病初有发热、咽痛咳嗽。经抗生素、激素等治疗，发热退，咽痛渐除，但咳嗽不减，夜间咳多，痰少不易咯出，伴咽痒，常清嗓，纳少，二便正常。查体见咽部充血，双扁桃体Ⅰ度肿大，舌淡红，苔薄黄，心肺听诊无异常，血象正常。诊断为咳嗽（风热型）。处方：岗梅根10g，一点红10g，桔梗8g，蝉花6g，磨盘草10g，浙贝母8g，甘草6g，法半夏8g，麦芽8g。每天1剂，水煎取汁100ml，分3次服。1剂后患儿咳嗽减轻，2剂后症状大减，咽不痒，3剂后咳嗽消除，纳食亦增。复诊予其他药调理而愈。

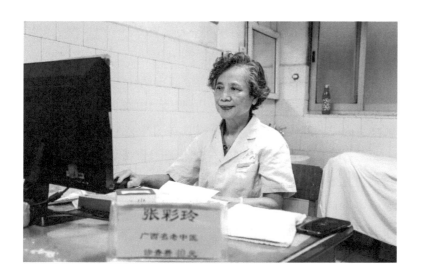

广西名老中医

张彩玲，主任医师，广西名老中医。53年来一直从事中医内儿科临床工作，熟练运用中医理法进行辨证论治。本着继承不泥古、创新不离宗的原则，临床上先中医后西医，能中不西，采取突出中医特色的综合治疗，对治疗内儿科急诊的疑、难、危、急、重病，具有较深的学术造诣和丰富的临床经验。擅长对小儿咳嗽、哮喘、泄泻、痹症、汗症、遗尿症、外感高热等病的治疗。所著20多篇论文参加全国、省级学术交流，其中14篇发表。

## 名医验方

【方名】利气化瘀平喘汤。

【组方】葶苈子8g，苏子8g，炙麻黄6g，桑白皮10g，杏仁8g，槟榔6g，鱼腥草15g，陈皮6g，地龙10g，蝉蜕6g，桃仁6g，丹参10g。

【功效】泻肺除壅、涤痰祛瘀平喘。

【主治】小儿哮喘。

【方解】本方选用葶苈子辛苦寒泻肺气以除肺壅；苏子镇逆降气以祛痰；炙麻黄开宣肺气则痰易出；桑白皮泻肺火下气行水消痰，与葶苈子通用则泻肺之力愈强；麻黄、杏仁与葶苈子、桑白皮配合有宣有降，一升一降，可使气机升降平衡，气道畅通无阻；葶苈子配合杏仁可专泻肺中之满；槟榔辛温，性沉重，下痰降气；鱼腥草清热解表、宣肺散结；陈皮调脾气以杜生痰之源；地龙意在解痉平喘；蝉蜕味甘咸，性寒，入肺肝两经，可疏风泄热宣肺主外风，又可平肝解痉主内风。现代药理证明：蝉蜕具有缓解支气管平滑肌痉挛、抗过敏等作用；丹参、桃仁活血化瘀，能改善微循环及降低血黏度，解除红细胞聚集，通过活血化瘀阻断肺循环障碍与换气障碍的恶性循环，改善缺氧情况，缓解喘憋。本方疏利气机药与活血化瘀药同用，使气血畅行，肺络宣达，外邪随之而去，痰瘀随之而下，共奏泻肺除壅、涤痰祛瘀、平喘的功效。

【加减】本方为 3～5 岁儿童剂量，年龄大或小可酌情加减。每天 1 剂复煎，混合取 100～200 ml 分 3 次服，7 天为 1 疗程。治疗期间停用抗生素及止咳平喘类药物。发热者加黄芩 6 g、石膏 20 g( 先煎)；喘鸲甚、痰声漉漉、痰黄者加天竺黄 6 g、细辛 2 g；痰白者加半夏 8 g、细辛 2 g；口周紫明显者加红花 6 g。

## 验方医案

患儿，女，11 岁，患哮喘 3 年，每年冬春季多次发病，每次均口服或静脉注射氨茶碱等药物可缓解，本次（1994 年 10 月 28 日）因受冷后发热、咳喘 2 天收住院。入院时症见咳嗽气喘，口唇轻度青紫，胸闷憋气，张口抬肩，不能平卧，喉间痰声漉漉，痰黏色黄难咳咯，口干，便结，溲黄。体温 38.2 ℃，咽充血（+），双扁桃体 I 度肿大，三凹征阳性，双肺听诊满布哮鸣音，两肺底散在中等水泡音，舌苔红薄黄。胸 X 线片提示双肺纹理增粗。血常规检查白细胞 $12.2 \times 10^9$/L，中性粒细胞 0.66，淋巴 0.24，单核 0.02，嗜酸粒细胞 0.08。诊断为哮喘( 热哮)。急予中药泻肺除壅，涤痰祛瘀，利气平喘，必要时予吸氧、补液支持。处方：葶苈子 12 g，苏子 9 g，炙麻黄 8 g，桑白皮 10 g，杏仁 8 g，槟榔 6 g，鱼腥草 15 g，陈皮 8 g，蝉蜕 8 g，地龙 10 g，桃仁 8 g，丹参 12 g，黄芩 8 g，石膏 30 g（先煎）。每天 1 剂，复煎混合取

200 ml 分 3 次服。

　　药服 1 剂后热退，2 剂后咳减气喘渐平，能平卧，二便调。3 剂后喘齁消失，无喉间痰声辘辘，两肺未闻哮鸣音及干湿啰音。复查血常规白细胞 $8 \times 10^9$/L，中性 0.56，淋巴 0.42，单核 0.01，嗜酸粒细胞 0.01。原方去石膏、黄芩，加茯苓 15 g，健脾化痰以巩固疗效。住院 5 天，临床控制出院，嘱患者平素避风寒外感，服中药健脾化痰，补肺气固本。随访 1 年未见复发。

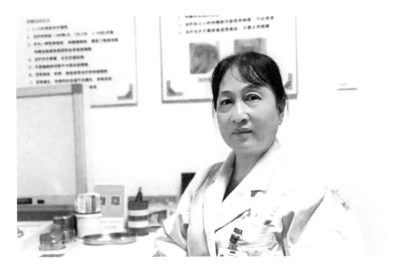

张勉

**广西名老中医**

张勉，主任医师，教授，广西名老中医，硕士研究生导师，中华中医药学会耳鼻咽喉科分会常委，耳鼻喉口腔科专业委员常务理事，中国中药协会耳鼻咽喉药物研究专业委员会常务委员，国家中医药管理局"十二五"重点学科建设项目学科带头人。从事耳鼻咽喉科临床、教学、科研工作40年，擅长运用《温病学》《伤寒论》等经方进行辨证诊疗，尤其对急慢性咽炎、急慢性喉炎、喉源性咳嗽、过敏性鼻炎、慢性扁桃体炎、耳鸣耳聋、鼻窦炎、鼻咽癌放疗后等多种耳鼻咽喉疾病具有丰富的临床经验。主持及参与国家级、省厅级、院级课题研究20多项，发表论文近40篇，获广西医药卫生适宜技术推广奖二等奖、三等奖各1项。参与全国中医耳鼻喉科临床诊治方案的制定。

**名医验方**

【方名】利咽消肿方加中医灼烙治疗慢性扁桃体炎。

【组方】陈皮10 g，法半夏8 g，茯苓15 g，生牡蛎15 g，甘草6 g，枳壳10 g，桔梗10 g，莪术10 g。

【功效】行气化痰、散结利咽。

【主治】痰瘀互结、邪聚喉。

【方解】方中陈皮为君药，可理气行滞、燥湿化痰。法半夏、茯苓燥湿化痰为臣药，君臣相配，相辅相成，增强燥湿化痰之力。枳壳宣畅气机，生牡蛎化痰软坚散结，莪术活血软坚散结，桔梗、甘草利咽止痛、排脓消肿，载药上行，为佐使药。

根据扁桃体的大小选择适宜的灼烙器，将灼烙器置于酒精灯外焰上，均匀加热灼烙器头部约10秒，然后快速将灼烙器头部浸蘸烙油，烙油以不下滴为度。将灼烙器头部轻触患者扁桃体表面黏膜，触及时间一般为0.5秒，随即将灼烙器退出口腔，可见灼烙处的黏膜变白即可，灼烙处不重叠，每烙1个点为1铁。常规情况下，每次每侧扁桃体烙3铁，两侧扁桃体共烙6铁，间隔3～5天治疗1次。慢性扁桃体炎7～10次为1个疗程。

## 验方医案

覃某，男，5岁，打鼾、张口呼吸3年余。既往有反复扁桃体发炎病史，睡觉张口呼吸，打鼾声重，时有憋气，不能平卧。检查见舌腭弓及扁桃体慢性充血，黏膜呈暗红色。扁桃体Ⅲ度凹凸不平，用压舌板于舌腭弓外侧挤压扁桃体，可有分泌物从隐窝口溢出。舌质淡，苔白，边有齿痕，脉沉滑。中医诊断为乳蛾——痰凝气滞。西医诊断为慢性扁桃体炎。治宜理气化痰、利咽散结，采取利咽消肿方加中医灼烙治疗。服利咽消肿方3剂，加中医灼烙治疗，3天1次，共灼烙10次。

二诊，服利咽消肿方5剂加中医灼烙治疗。

三诊，未服中药，用中医灼烙治疗。

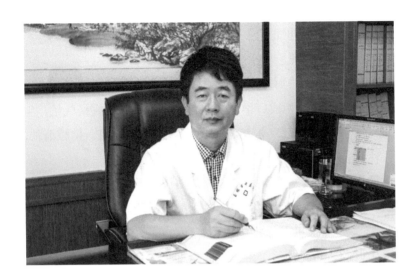

郑文华

广西名老中医

郑文华，主任医师，硕士研究生导师，广西名中医，广西中医药学会常务理事，中国中西医结合学会男科分会会员，广西中西医结合男科分会副主任委员，玉林市中医学会副主任委员，广西男科创始人之一。获得玉林市科学技术进步奖二等奖、三等奖各2项，广西医药卫生适宜技术推广奖三等奖1项。发表论文15篇。

## 名医验方

【方名】生精汤。

【组方】枸杞子15g，菟丝子15g，黄芪15g，党参15g，五味子6g，覆盆子12g，车前子12g，熟地12g，女贞子12g，鸡血藤18g，牛膝12g。

【功效】补肝脾肾、生精强精。

【主治】男性不育症之少、弱精子症。无症状或伴精子稀少、精液量少或量多稀薄、精冷、性欲减退、神疲乏力、面色苍白、自汗便溏、小便清长、舌质淡、苔薄白、脉沉细。

【方解】方中枸杞子味甘性平，补肾养肝，滋阴助阳，生精强精；菟丝子味甘辛，补肾养肝，生精助阳，强精而不燥，两者共为君药。黄芪、党参益气健脾，生精强精；熟地、女贞子滋补肝肾，益阴生阳，生精强精，四药同用为臣药。五味子、覆盆子补肾涩精，车前子通精窍、利湿热，三药能滑能涩，滑涩相成，生精强精为佐药；鸡血藤行血补血，精血同源而生精强精为佐药。牛膝引血下行通精为使药。

【加减】精索静脉曲张成团，睾丸坠胀疼痛加桃仁、红花、丹参；小便频数，滴沥疼痛，小腹弦急，辅助检查前列腺液或精液常规见白细胞较多或有脓细胞，加萆薢、薏苡仁、蒲公英。

## 验方医案

黄某，男，35岁，2016年4月19日初诊。主诉不育5年。患者于5年前结婚，婚后性生活正常，未采取任何避孕措施，但配偶至今未见怀孕，且经妇科相关检查未见异常。患者曾在多家医院男科就诊，做精液检查显示为少、弱精子症，予以西药、中成药口服，但配偶始终未见怀孕，遂来求治。症见精稀，性欲减退，神疲乏力，小便清长，未闻及异常气味。患者神志清楚，面色正常，语言清晰。形体适中，皮肤毛发正常，头面、五官、颈项、胸廓、腰背、四肢、爪甲正常，后阴排泄物未见。舌体活动自如，舌质淡，苔薄白，脉沉细。专科检查见外生殖器生长发育正常，包皮不长，阴毛密，左睾丸18#、右16#，附睾无结节及压痛，前列腺大小正常，质韧，表面光滑无结节，中央沟存，压痛不明显。精液密度 $8 \times 10^6$/ml，总数 $1.9 \times 10^7$/ml，存活率25%，快速直线运动13%。西医诊断为男性不育症（少、弱精子症）。中医辨证为不育（脾肾亏虚）。处方：枸杞子15 g，菟丝子15 g，黄芪15 g，党参15 g，五味子6 g，覆盆子12 g，车前子12 g，熟地12 g，女贞子12 g，鸡血藤18 g，牛膝12 g，川断12 g。取30剂。

2016年5月22日复诊。患者上症消除，睡眠尤佳，精液密度 $1.6 \times 10^7$/ml，总数 $4 \times 10^7$/ml，存活率45%，快速直线运动33%。守上方30剂。后患者来电告其妻怀孕产一男婴，母子健康。

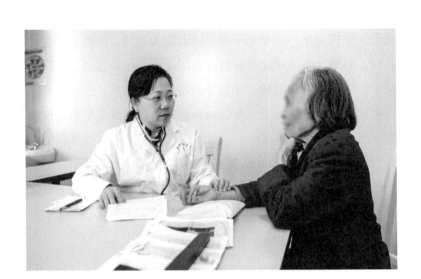

郑友丽

广西名中医

郑友丽，主任医师，硕士研究生导师，广西名中医，曾任玉林市中医医院副院长。擅长诊疗脑血管病、帕金森病、脊髓疾病、癫痫、睡眠障碍、血管神经性头痛、更年期综合征等疾病，创立中风病综合疗法"清开灵＋醒脑静＋醒脑开窍针刺法＋中药辨证施治"及"中风偏瘫早期介入运动疗法"。率先在当地施行"中风治疗—康复一条龙服务"模式。获2005年玉林市科学技术进步奖二等奖，先后获"全国卫生系统先进工作者""玉林市科技创新先进个人""群众满意的好医生"等称号。发表论文10多篇。

## 名医验方

【方名】葛根降脂汤。

【组方】葛根30 g，柴胡10 g，山楂12 g，鸡内金10 g，女贞子15 g，茯苓15 g，神曲15 g，郁金12 g，甘草6 g。

【功效】降脂活血、舒肝解郁、化痰祛瘀。

【主治】高脂血症，症见头晕头胀、肢体麻胀、困倦乏力、神疲纳呆、大便溏烂、舌红或暗红、舌体胖有齿印、苔厚或厚腻、脉象滑数或弦数。

【方解】葛根降脂汤以葛根为君药，柴胡、山楂、女贞子、茯苓、神曲、郁金等为臣佐药，全方具有降脂活血、滋补肝肾、舒肝解郁、化痰祛瘀等功效，通过扶正祛邪，调整机体的功能，而达到调整血脂的目的。药理研究结果表明，从葛根中提取的单体异黄酮化合物具有扩张动脉、解除血管痉挛等作用，可调节血压，降低血脂；柴胡含柴胡皂甙，能使血中胆固醇下降，提高高密度脂蛋白而降低低密度脂蛋白水平；女贞子可明显降低胆固醇、甘油三酯和升高高密度脂蛋白，具有促进脂质排出或抑制其吸收等作用。

【加减】痰多者加海蛤壳 12 g；苔厚腻者加佩兰 10 g；脘腹胀满，加枳实 6 g、厚朴 10 g；食滞者加麦芽 15 g、莱菔子 10 g；便溏者加白术 10 g、扁豆 15 g、薏苡仁 30 g。

## 验方医案

患者，男，58岁，2001年10月就诊。患者近2年自觉头晕、昏沉感，肢体困倦，口中黏腻发甘，大便溏烂，舌淡胖、苔白厚腻，脉弦滑，2年来多次查血脂均高于正常范围，胆固醇 6.52 mmol/L，甘油三酯 3.17 mmol/L，低密度脂蛋白 4.15 mmol/L，结合低脂饮食、运动疗法均无明显下降。诊断为高脂血症，给予葛根降脂汤。处方：葛根 30 g，柴胡 10 g，山楂 12 g，鸡内金 10 g，女贞子 15 g，茯苓 15 g，神曲 15 g，郁金 12 g，佩兰 10 g，甘草 6 g。每天1剂，水煎服。连服7剂，自觉全身肢体轻松，脚步轻快有力，口中黏腻感消失，苔稍腻。上方加扁豆 15 g，续服 14 剂，头晕消失，大便规律而成形，舌淡红、苔薄白，脉象平和。复查胆固醇 4.71 mmol/L，甘油三酯 1.32 mmol/L，低密度脂蛋白 2.35 mmol/L。

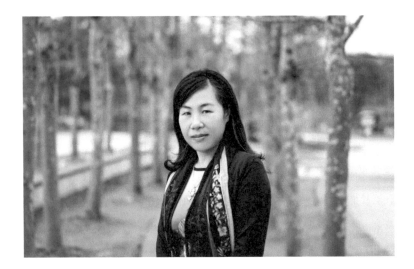

钟江

广西名中医

钟江，主任医师，教授，硕士研究生导师，广西名中医。从事皮肤性病科临床工作30多年，擅用中西医结合治疗皮肤病、性病，尤对脱发、银屑病、荨麻疹、特应性皮炎、湿疹、痤疮、生殖器疱疹、硬皮病等有独到的诊治经验。注重审因论治，辨病、辨证结合，内外并治，突出整体观念，强调"治外必本诸内"，重视脏腑、阴阳、气血的调理。历任广西中医药大学第一附属医院皮肤科主任和学科带头人，广西中西医结合学会皮肤性病专业委员会副主任委员，广西中西医结合学会变态反应专业委员会副主任委员，中国中医药研究促进会皮肤性病分会常委，世界中医药学会联合会皮肤性病专业委员会理事，广西医学会医学美学与美容学分会常委，广西壮族自治区中医药管理局"钟江名医工作室"指导老师。先后主持和参与国家及省部级课题10多项；发表学术论文60多篇，主编与参编著作5部，获奖2项。

【方名】归芪养血生发汤。

【组方】当归10 g，黄芪30 g，人参9 g，茯苓20 g，炒白术12 g，灵芝6 g，山药20 g，菟丝子15 g，制首乌10 g，炙甘草6 g。

【功效】健脾补肾、益气养血生发。

【主治】气血亏虚、肾精不足所致斑秃、全秃、普秃、脂溢性脱发与病后、产后脱发。

【方解】当归、黄芪益气养血和血，气血双补，使气血旺则毛发得以生长，为君药；人参、灵芝、茯苓、白术健脾胃、益气血、渗脾湿、养心安神，增强后天气血生化之源，为臣药；菟丝子补肾益精以壮水，山药健脾、固肾、益精，制首乌补肝肾、益精血以养发、乌须发，共为佐药；甘草调和药性，为使药。诸药合用共奏健脾补肾、养血生发的功效。

【加减】心悸、失眠多梦者加珍珠母、远志、合欢皮、夜交藤以重镇安神、养心除烦；偏湿盛者加苍术、白术、陈皮、白豆蔻、石菖蒲；偏阳虚、怕冷者加补骨脂、巴戟天、淫羊藿以补肾壮阳；伴腰膝酸软者加杜仲、牛膝、川断以补肝肾、强筋骨；偏血热者加黄芩、桑叶、牡丹皮以清热凉血；兼血瘀者加丹参、侧柏叶以活血化瘀；兼肝郁、情志不畅者加郁金、香附以疏肝解郁，调畅情志。

验方医案

施某，女，14岁，2021年2月26日初诊。主诉头发、眉毛脱落，偶有瘙痒3个月。患者于3个月前无明显诱因出现头顶部头发呈斑片状脱落，偶有瘙痒。外院以"斑秃"治疗，未奏效。脱发症状渐加重，家长经他人介绍带患者前来就诊。患者月经规律，时有痛经，平素嗜食甜品及饮料，近半年来腰膝怕冷，易困倦，失眠，夜梦多。诊查见头发基本脱落，仅留少许参差不齐的头发，但轻触即脱落，脱发区散在少许毳毛，眉毛、阴毛稀疏，触之易脱；头皮及面部皮肤油腻光亮。面色略黄，舌淡红，边有齿痕，苔白略腻，脉细沉。血常规、尿常规、肝功能、肾功能、甲状腺功能、血脂均未见异常。

西医诊断为全秃。中医诊断为油风，证属气血亏虚、肾精不足。治以健脾补肾、益气养血生发。处方：当归 10 g，黄芪 30 g，人参 9 g，茯神 20 g，炒白术 12 g，灵芝 6 g，山药 20 g，菟丝子 15 g，制首乌 10 g，炙甘草 6 g，白豆蔻 15 g，巴戟天 10 g。每天 1 剂，水煎服。脱发区外涂生发酊（本院皮肤科协定处方制剂），嘱少食甜品及生冷、辛辣刺激之品，规律作息，调畅情志。

2021 年 4 月 28 日二诊。诊查见患者头部明显可见白色新生毛发，亦见新生阴毛长出；面部、头皮油腻感明显减轻。继以上方加减治疗。

2021 年 6 月 13 日三诊。诊查见患者头部白色毛发明显可见，部分毛发转黑，眉及阴部新毛亦明显长出。继以上方加减治疗。

2021 年 8 月 31 日四诊。诊查见患者头发生长均匀，长度约 10 cm，约 3/4 已经转为黑色；眉毛、阴毛已正常。继以上方加减调理。

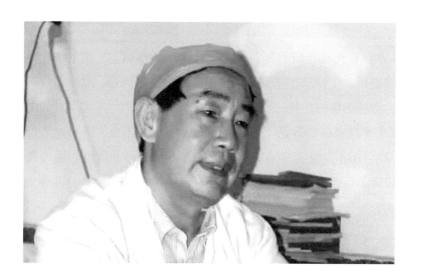

广西名老中医

　　周道红，主任医师，教授，广西名老中医。师从伤寒名家李昌源教授，长期从事中医临床和教学工作，擅长中医内科尤其各种急慢性肝炎、脂肪肝、肝硬化、肝肿瘤、肝胆结石的辨证治疗。诊病尤为重视脉法，其学术思想深受《伤寒论》"平脉辨证"理论的启发，认为凭脉辨证指导治疗是六经辨病之精髓，并结合自身多年临床经验，创造性地提出"诊脉应先于问诊"的学术观点，并创立"双手同时诊脉法"，获国际医学会议一等奖。发表学术论文 40 多篇。

## 名医验方

【方名】软坚汤。

【组方】黄芪、当归、三棱、莪术、制鳖甲、生牡蛎、昆布、拳参。

【功效】益气养血、祛瘀散结、清热解毒。

【主治】症瘕、积聚、胁痛等证属气血亏虚、瘀血阻滞者，症见口苦咽干、烦躁易怒、面色晦暗、脘腹胀满、胁肋刺痛或胀痛、舌质暗、苔薄腻微黄、脉弦细涩。西医学的慢性病毒性肝炎、肝炎后肝硬化失代偿期、肝功能异常等病症。

【方解】本方在黄芪、当归益气养血、扶正固本的基础上，用三棱、莪术行气破瘀，制鳖甲、生牡蛎软坚散结，昆布、拳参清热解毒，共奏益气养血、祛瘀散结、清热解毒的功效。

【加减】腹水壅盛者加汉防己15 g、大腹皮30 g；齿出血、鼻出血者加鹿衔草、紫珠草各10 g；胁肋部结节坚硬、推之不移者可加海藻、昆布各15 g；脘腹、胁痛，痛有定处，胀闷不舒甚者可加丹参20 g，檀香、九香虫各5 g。

## 验方医案

患者伍某，男，28岁，1997年10月23日初诊。主诉腹水伴双下肢浮肿2个月。症见脘腹胀满，右胁刺痛，夜间及劳累后尤重，口苦咽干、心烦易怒、纳寐差、小便黄少、大便干结。查体见慢性病容，面色晦暗，精神疲惫，情绪不宁，肝掌（+），腹部膨隆，移动性浊音阳性。肝肋缘下0.5 cm处可触及，脾肋下1 cm可触及。双下肢中度凹陷性水肿。舌红瘀滞，右舌缘有瘀斑，舌底多红丝，苔薄腻微黄，脉细略涩，左关弦盛。来诊前10天检查HBsAg、HBeAb、HBcAb三项阳性，PCR-HBV阳性。肝功能TBil 16.1 μmol/L，DBil 7.4 μmol/L，ALT 2297.1 nmol·s$^{-1}$/L，AST 2757.2 nmol·s$^{-1}$/L，A 38 g/L，G 41 g/L，A/G 0.93。B超提示肝硬化，门静脉宽15 mm，肝肾隐窝处液深18 mm，胆囊壁厚3 mm，脾厚57 mm，肋缘下8 mm。西医诊断为肝炎后肝硬化失代偿期。中医诊断为臌胀（肝郁气滞，血瘀水停）。方选软坚汤加味，处方：黄芪20 g，当归6 g，三棱10 g，莪术10 g，制鳖甲10 g（先煎），生牡蛎20 g（先煎），昆布20 g，拳参20 g，汉防己30 g，大腹皮30 g。冲服乙肝转阴散1包，每天3次，服药后第三天小便量大增，足肿消退。

服药至10天后二诊。腹水尽消，右胁刺痛、口苦咽干、心烦易怒等症状均缓解，饮食稍增加，大便转调。原方去汉防己、大腹皮，单予软肝汤冲服乙肝转阴散，每次1包，每天3次，继续服药月余。

12 月 2 日三诊。患者诸症皆消，精神、气色转佳，舌淡红、右舌缘瘀斑变浅、舌底红丝减少，苔薄腻，脉细滑。复查 HBsAg 阴性，HBeAb、HBcAb 阳性，ALT、AST 恢复正常，PCR-HBV 阴性。B 超提示脾厚 57 mm 降至 48 mm，平肋缘，门静脉宽 13 mm，腹水消失，疗效良好。

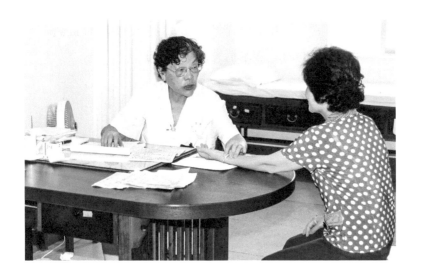

周德丽

全国老中医药专家学术经验继承工作指导老师
桂派中医大师

　　周德丽，全国老中医药专家学术经验继承工作指导老师，桂派中医大师，从事中医内科临床、教学、科研工作50余年，既用中草药外敷治疗体表肿瘤或体内转移肿瘤，亦用中草药针剂、静脉输注及口服剂内治肿瘤病证，使肿瘤得到有效控制或消失。注重研究肿瘤的一级预防，如对胃癌的癌前病变（状态）用中药胃复康方加减积极治疗，使大多数患者在3个月至半年内达到胃腺体变异细胞修复正常、临床症状痊愈的效果。重点运用中草药进行肿瘤的生物治疗，通过提高肿瘤患者细胞免疫和体液免疫能力来杀伤肿瘤细胞而不伤害人体正常细胞，达到消除肿瘤、提高患者生存质量的目的。主持的省级科研课题"海参猴桃液对免疫杀伤细胞LAK的正面调节研究"获广西医药卫生科学技术进步奖三等奖。

**名医验方**

　　【方名】胃复康方。

【组方】蒲公英 10 g，紫花地丁 10 g，川连 3 g，白花蛇舌草 15 g，半枝莲 15 g，枳壳 10 g，川朴 10 g，山药 10 g，桃仁 10 g，柴胡 10 g，海螵蛸 15 g，浙贝母 12 g，佛手 10 g，姜半夏 10 g，茯苓 10 g，甘草 10 g，郁金 10 g，太子参 10 g，竹茹 10 g。

【功效】清胆疏肝、益气健脾、理气活血。

【主治】脾虚、肝胆湿热互结、胃气上逆所致胆汁反流性胃炎、食管炎、Barreett 食管炎、胃糜烂、肠化生及异常增生等引起的胃脘痞胀、胃隐痛、口干口苦、大便滞下等。有效预防肠型胃癌发生。

【方解】蒲公英、紫花地丁、白花蛇舌草、半枝莲、川连清热解毒，枳壳、竹茹、佛手、姜半夏、茯苓、甘草、浙贝母清胆化痰去湿，柴胡、海螵蛸平肝制酸，太子参、山药、茯苓、甘草益气健脾养胃，桃仁、郁金活血化瘀，有去瘀生新之意。

【加减】出现气虚严重、口淡纳差、肢倦乏力者加生晒参 20 g、炒白术 10 g，去川连、紫花地丁、太子参；兼干呕加干姜 6 g、大枣 10 g；兼失眠心烦加淡豆豉 10 g、龙骨 10 g；兼畏寒肠鸣腹泻加小茴香 10 g、苍术 10 g、炒扁豆 10 g；兼湿热泻加藿香 10 g、葛根 10 g、黄芩 10 g。

## 验方医案

患者，女，45 岁，2009 年 4 月 2 日初诊。诉近 1 年来胃脘痞满反复发作，餐后加重，偶有反酸，时有右胁疼痛，口苦，气逆，纳少，大便结，两三日一行，平素性情急躁。查体见腹软，上腹压痛，舌质暗红，胖嫩有齿印，苔薄黄，脉弦细。胃镜检查提示慢性浅表—萎缩性胃窦炎伴糜烂，HP（＋）。病检提示（胃窦）中度炎症伴化生性萎缩（中度肠化）。中医诊断为痞证（脾虚肝郁气滞）。西医诊断为慢性萎缩性胃炎。治以清肝泻热、疏肝和胃法，处方：蒲公英 15 g，紫花地丁 15 g，黄连 3 g，枳壳 10 g，厚朴 10 g，柴胡 6 g，海螵蛸 20 g，浙贝母 12 g，甘草 10 g，佛手 10 g，姜半夏 10 g，竹茹 10 g，茯苓 10 g，山药 10 g，太子参 15 g，郁金 10 g，白花蛇舌草 15 g，半枝莲 15 g，桃仁 10 g。7 剂，水煎服，每天 1 剂，分 2 次服用。

4 月 9 日二诊。诉服药 7 剂，餐后腹胀减，反酸较前为少，时有右胁疼痛，口苦，仍有气逆，纳少，大便成形，一日一行，舌质暗红，胖嫩有齿印，苔薄黄，脉弦细。继服 7 剂。

三诊，诉偶有胃脘痞满，已经无反酸，时有右胁疼痛，偶有口苦及气逆，纳少，大便成形。舌质暗红、胖嫩有齿印，苔薄黄，脉弦细。守上方，20 剂，水煎服，每天 1 剂，分 2 次服用。

5 月 27 日四诊。诉偶有胃脘痞满，已经无反酸，纳食较前好转，舌质暗红，胖嫩有齿印，苔薄白，脉弦细。上方加生晒参 20 g、炒白术 10 g、神曲 10 g、木香 6 g、砂仁 6 g。

3 个月后复查电子胃镜示慢性浅表性胃窦炎，胃黏膜无明显糜烂病灶；病检示胃窦轻度慢性炎症，未见肠化。连续复查胃镜病理 3 年，无复发。

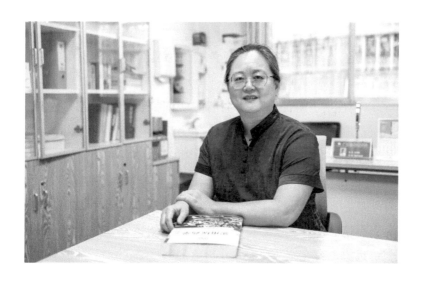

广西名中医

　　周萌，主任医师，广西名中医。任广西中西医结合学会皮肤性病分会主任委员、广西预防医学会皮肤性病分会主任委员、中国麻风学会中西医结合分会副主任委员、广西医疗卫生重点学科皮肤性病科学科带头人、国家中医药管理局"十二五"中医药重点学科建设单位学科带头人、中华中医药学会皮肤科分会常委、中国中西医结合学会皮肤性病分会委员、中国医师协会皮肤科医师分会委员。擅长中医治疗银屑病、白癜风、黄褐斑、黑变病、脱发、湿疹、特应性皮炎、红斑狼疮、硬皮病等。参与国家重点研发计划研究项目"银屑病'新血证论'理论构建与真实世界研究及清热凉血法治疗银屑病血热证多中心随机对照研究"并获多项省级及厅局级科学技术进步奖二等奖及三等奖。担任多部全国高等中医药院校教材副主编、编委，发表论文80余篇。

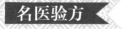 **名医验方**

【方名】润肤方。

【组方】制首乌 30 g，桑寄生 20 g，当归 15 g，川芎 10 g，地龙 12 g，红花 6 g，熟地 20 g，白芍 15 g，甘草 6 g。

【功效】补肾活血。

【主治】肾阴不足、瘀血阻络证，症见黄褐斑、黑变病、白癜风、单纯糠疹、玫瑰痤疮。

【方解】本方以制首乌、桑寄生为君药补肾；以四物汤并制首乌取其补血的功效以补肾养血；地龙和红花行气活血，红花为活血化斑的良药；甘草调和诸药。全方共奏补肾活血的功效，补而不腻，补血而不耗血。

【加减】小儿体虚纳差者加山楂、茯苓、鸡内金；体虚畏寒者加川断、山茱萸；月经不调者加益母草、丹参、覆盆子；病程长、面色无华者重用当归，加鸡血藤、黄芪；有情志改变者酌加疏肝理气之品郁金、柴胡、白芍；失眠多梦者加酸枣仁、远志、夜交藤、合欢皮；火盛者加栀子、知母；口干者加生地、玉竹、天花粉；目赤肿痛者加密蒙花、夏枯草；便秘者加熟大黄、决明子、火麻仁。

## 验方医案

谢某，女，32 岁，面部黄褐斑 2 年。患者四处求医，效果差。症见面部晦暗无华，色素沉着斑分布于两颊、鼻梁两侧，口唇淡黯，伴有乏力、腰酸、心烦、失眠多梦，经期提前、量少有块、色黯红，舌质淡黯，脉沉涩无力。辨证为肾虚血瘀。治宜滋阴补肾、活血祛瘀，处方：制首乌 40 g，桑寄生 20 g，当归 15 g，川芎 10 g，地龙 12 g，红花 6 g，丹参 10 g，柴胡 6 g，泽泻 10 g，益母草 15 g，甘草 6 g。每天 1 剂，水煎服，分早晚 2 次服用。服药 2 周后，面部色斑变淡，腰酸、心烦、失眠等伴随症状亦有好转。加夜交藤 15 g、白术 12 g、白芍 12 g。服药 1 个月后复诊，面部色素斑消退近 70%，仅见下眼睑留淡紫色斑，经期恢复正常，经色经量亦正常。效不更方，再守上方服 1 个月。半年后随访痊愈，未见复发。

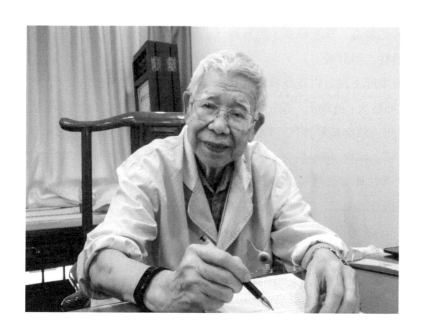

**周培郁**

全国老中医药专家学术经验继承工作指导老师

全国名老中医

桂派中医大师

周培郁，主任医师，教授，硕士生导师，第三批全国老中医药专家学术经验继承工作指导老师，桂派中医大师。曾任中国中西医结合儿科专业学会委员、中西医结合广西儿科专业学会名誉主任、广西中西医结合学会顾问。曾受聘为广西壮族自治区高等学校卫生技术系列高级专业技术资格评委。现受聘为广西中西医结合学会第七届理事会顾问。40多年来一直从事中西医结合教学、临床和科研工作，精于中西医结合治疗肝胆疾病、消化系疾病、杂病、难症。

## 名医验方

【方名】活血护肝汤。

【组方】叶下珠、白花蛇舌草、黄芪、党参、白术、菟丝子、枸杞子、柴胡、郁金、白芍、当归、丹参、丹皮、三七。

【功效】清热解毒、扶正驱邪、疏肝理气、滋补肝肾。

【主治】慢性乙型肝炎。

【方解】方中叶下珠、白花蛇舌草性甘寒，清热利湿；黄芪、党参、白术健脾益气，以补后天；菟丝子、枸杞子滋补肾阴肾阳，煦育先天，脾肾同治，相互滋生；柴胡、郁金疏肝理气、调理气机，郁金具有辛开苦降之性，能清热、行气、解郁、凉血、散结；白芍、当归养血柔肝；丹参、丹皮、三七能活血、凉血。全方具有清热解毒、健脾益肾、疏肝理气、活血祛瘀的功效，符合慢乙肝湿热余邪未尽，肝郁脾肾气血虚的现状，故能取得较满意的效果。

【加减】脾虚者用香砂六君丸、参苓白术散化裁；脾肾阳虚者用保元汤、金匮肾气丸化裁；肝肾阴虚者用一贯煎、六味地黄汤化裁；肝郁气滞者用柴胡疏肝散化裁；肝郁脾虚者用柴芍六君汤化裁；瘀血阻络者用膈下逐瘀汤化裁。

## 验方医案

莫某，女，45 岁，因患慢性乙型肝炎于 2003 年 10 月 7 日初诊。给予活血护肝汤治疗，服药 3 个月，患者症状消失，肝功能正常，两对半为"大三阳"。B 超提示肝、胆、脾未见异常。带活血护肝汤出院后继续服用。出院后一般情况可，能正常工作。偶有肝区胀，但很快便消失，没有系统服其他肝病药物。

检查化验提示肝功能正常，两对半为"小三阳"，HBV DNA < 1.0× $10^3$ Copies/ml。B 超提示肝大小正常，表面光点稍粗，后场光点稍衰减，门静脉 6 mm，胆、脾未见异常。

由于病程较长，需要排除恶变的可能，经过检查，结果 AFP、CEA、DCP 均在正常范围内。

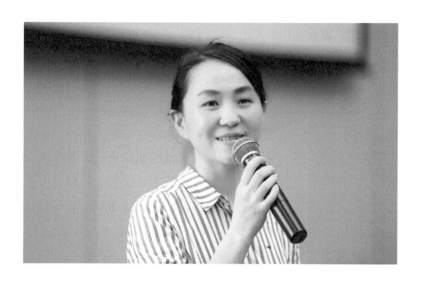

广西名中医

周晓玲，主任医师，博士，广西名中医，博士研究生导师。广西第十三届人大代表，柳州市第十二届党代表，第二批广西医学高层次骨干人才，第十六届广西青年科技奖获得者，柳州市第十三批拔尖人才。现任中国民族医药学会脾胃病分会副主任委员，世界中医药联合学会消化病分会常委，广西中西医结合学会肝胆病分会副主任委员，广西中医药学会脾胃病分会副主任委员。擅长中西医结合治疗肝硬化、肝癌、脂肪肝、病毒性肝炎、自身免疫性肝病、功能性胃肠病、炎症性肠病等消化系统疾病。主持国家自然科学基金项目2项、省部级项目多项，主持项目获柳州市科学技术进步奖一等奖1项、二等奖1项。获国家发明专利5项。发表学术论文50多篇，其中SCI收录6篇。

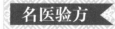

**名医验方**

【方名】柴胡当归散。

【组方】柴胡、桂枝、干姜、天花粉、黄芩、生牡蛎（先煎）、炙甘草、当归、芍药、川芎、白术、茯苓、泽泻。

【功效】和解少阳、温补太阴、养血活血利水。

【主治】慢性胃炎、慢性肠炎、功能性胃肠病、慢性肝病、焦虑抑郁等证属少阳太阴合病。症见腹胀腹痛、胁下痞硬、恶心呕吐、口干口苦、咽干、眼睛干涩、纳差、便溏、身倦乏力、小便不利、舌质黯、苔薄白腻或白腻、脉弦或细涩等。

【方解】方中柴胡透泄少阳之邪从外而散，疏泄气机的郁滞；黄芩助柴胡以清少阳邪热；柴胡升散，得黄芩降泄，则无升阳劫阴之弊；桂枝通阳化气，配伍干姜、甘草温补太阴虚寒；天花粉以生津液，而止其渴；生牡蛎之咸，以消胸腹之满。《名医别录》言当归芍药散可"通顺血脉，缓中，散恶血，逐贼血，去水气，利膀胱"，其中芍药敛肝、和营、止痛，当归、川芎助芍药养血活血行气，调达气血，三药皆可入肝，"血不利则为水"，茯苓、白术、泽泻健脾利湿，消除水饮。诸药合用，共奏和解少阳、温补太阴、养血活血利水的功效。

【加减】气血亏虚、乏力甚者加党参、酒黄精补气养阴；瘀血阻络甚者，腹部结块、舌暗见瘀点瘀斑、脉弦涩、舌底络脉迂曲明显，加三七、鳖甲活血化瘀，软坚散结；咳嗽咳痰、咽痛咽干者加桔梗、西青果祛痰利咽；大便溏滞者加木香行气醒脾；肝郁气滞致胁肋胀痛、焦虑抑郁、寐差者，加延胡索、香附、炒酸枣仁疏肝解郁、养血安神。

## 验方医案

张某，男，68岁，2019年5月5日初诊。主诉腹胀、乏力、纳差1年多。现症见腹胀，纳后加重，全身困倦乏力，肝区隐痛，口干口苦，纳差，夜寐欠佳，大便调，小便少。查体见神清，精神差，慢性肝病面容，肝区叩痛，移动性浊音（+），双下肢轻度浮肿，舌质暗，苔白腻，脉弦细。肝功能 TBIL 37.4 μmol/L，DBIL 17.1 μmol/L，IBIL 20.3 μmol/L，ALT 58 U/L，AST 91 U/L，ALB 27 g/L。HBV–DNA < 1.0 E2 IU/mL。腹部彩超提示肝硬化、脾稍大、腹水（较深约 68 mm），门静脉主干内径 15 mm。肝脏硬度值（KPA）

17.8。患者平素规律服用恩替卡韦胶囊抗病毒治疗，多次在外院住院治疗，腹水仍反复，遂求中医治疗。西医诊断为乙型肝炎后肝硬化失代偿期。中医诊断为鼓胀，证属少阳太阴合病兼血虚血瘀水停。方选柴胡当归散加味，处方：柴胡 15 g，黄芩 15 g，桂枝 15 g，干姜 6 g，天花粉 15 g，生牡蛎 20 g（先煎），当归 10 g，芍药 15，川芎 15 g，白术 15 g，茯苓 15 g，泽泻 24 g，炙甘草 6 g，阿胶 2 g（烊化），三七粉 2 g（冲服），醋鳖甲 20 g（先煎）。15 剂，水煎，分早晚 2 次饭后温服（服中药期间，继续口服恩替卡韦胶囊抗病毒治疗）。

二诊患者诉腹胀、乏力、纳差、口苦减轻，口干明显，守原方加麦冬 8 g、玉竹 15 g，20 剂。

三诊患者诉仍时有乏力不适，无口干，余症明显减轻，复查肝功能未见异常。上方去麦冬、玉竹，加党参 20 g、酒黄精 15 g，20 剂。

四诊诉诸症明显缓解。腹部查体见肝区叩痛（＋），移动性浊音（－），双下肢无水肿。复查腹部彩超提示肝硬化、脾稍大，未见明显腹腔积液，门静脉主干内径 13 mm，肝脏硬度值（KPA）7.2。继续守前方 15 剂巩固疗效。

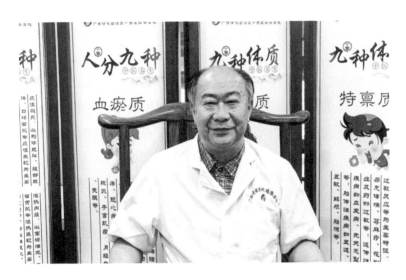

周永华

## 广西名老中医

　　周永华，主任医师，广西名老中医。曾任永福县中医医院院长、广西中医药大学附属瑞康医院副院长。从医50多年，擅长治疗胃痛、泄泻、便秘、眩晕、咳嗽、咽痛、肾虚腰痛、耳鸣、郁证、痹证、失眠、头痛、胸痛、胁痛、胃癌及肝癌前期等内科疑难杂症及小儿感冒、咳嗽、食欲不振、虫积、遗尿、便秘和妇女调经种子、更年期综合征等。

### 名医验方

【方名】益气健脾汤。

【组方】黄芪20 g，当归10 g，升麻6 g，党参15 g，白术10 g，茯苓12 g，扁豆15 g，山药15 g，莲子15 g，薏苡仁15 g，木香6 g，砂仁6 g，黄连6 g，神曲10 g，肉豆蔻6 g，陈皮6 g，甘草6 g。

【功效】益气健脾、和胃止痛。

【主治】脾胃虚弱、水湿中阻、胃痛频作、腹胀不适、大便稀溏、舌苔白厚、脉虚缓。

【方解】脾胃气虚日久，运化无力，升降失司，气壅湿聚，或郁而化热，或清阳不升，阻碍气机，故脘腹痞满，胃痛频作，腹胀腹痛，大便溏薄。本方以党参、黄芪补气，当归补血，白术、扁豆、山药、莲子、肉豆蔻、甘草健脾，薏苡仁、茯苓健脾并能去湿，加升麻升阳，加黄连清热燥湿，砂仁醒脾，陈皮理气，木香行气而止痛，神曲健脾消食，共促脾运健、胃气和、脘腹痛止。

【加减】热气加重、寒热互结、胃脘痞满者加半夏、黄芩、干姜，寒热并用，苦降辛开，胃气得和；胃有积热、牙痛口臭、口干舌燥者加生地、丹皮、天花粉、生石膏，以益阴凉血清胃火；湿滞脾胃，腹胀不适，大便溏泻、一日多次，舌苔白厚腻者加苍术、厚朴，燥湿和胃；反酸者加瓦楞子除酸；大便干结者去神曲加莱菔子软便。

## 验方医案

宋某，女，56岁。初诊自诉胃脘疼痛多年，时常发作，神疲肢倦，少气懒言，脘腹有时隐隐作痛，有时疼痛加剧，食欲差，食后胃胀隐痛，大便溏烂，一日2～3次，舌苔白厚略腻，脉缓滑无力。给予益气健脾汤3剂。

二诊患者诉近日服药后未有剧痛发作，但仍有时有隐隐作痛，食欲好转，大便一日2次，仍不成形，舌苔白偏厚，脉虚缓，守上方7剂。

三诊患者诉胃已不痛，食欲好转，但仍不敢多食，大便软，一日1次，舌苔薄白，脉缓滑，续服7剂。后介绍多名胃痛患者来诊，皆说疗效显著。